Harald Banzhaf & Stefan Schmidt

Meditieren heilt

Das Buch

Es mag überraschend klingen, doch es sind vor allem Unachtsamkeit, Unruhe und Ablenkung, mit denen wir uns selbst das Leben schwer, mit denen wir uns krank machen. Durch regelmäßig geübte Achtsamkeit, durch Meditation können wir uns schützen. Das klare, unabgelenkte, offene und annehmende Gewahrwerden dessen, was im jeweiligen Augenblick um mich herum und in mir geschieht, ohne positive oder negative Bewertung: Das bedeutet Achtsamkeit. Sie ist ein Schlüssel zu neuem, vertieftem Leben. Achtsamkeit verhindert vorbeugend, dass man krank wird, und sie wirkt heilend, falls es darum geht wieder gesund zu werden. Wie die Achtsamkeitsübung konkret durchgeführt wird, zeigen zwei erfahrene Ärzte und Therapeuten in diesem Buch.

Die Autoren

Prof. Dr. Stefan Schmidt, Diplompsychologe, Universitätsklinikum Freiburg/Breisgau, Abteilung Psychosomatische Medizin und Psychotherapie.

Dr. med. Harald Banzhaf ist Facharzt für Allgemeinmedizin, Umweltmedizin, Naturheilverfahren, Akupunktur sowie MBSR-Lehrer.

Harald Banzhaf & Stefan Schmidt

Meditieren heilt

Vorbeugen und gesund werden durch Achtsamkeit

Vorwort von Joachim Bauer

HERDER

FREIBURG · BASEL · WIEN

MIX
Papier aus verantwortungsvollen Quellen
FSC® C083411
www.fsc.org

Taschenbuchausgabe von »Meditieren heilt«

www.kreuz-verlag.de

www.herder.de

Umschlaggestaltung: Designbüro Gestaltungssaal
Umschlagmotiv: © shutterstock
Satz: de·te·pe, Aalen
Herstellung: CPI books GmbH, Leck

ISBN 978-3-451-03113-7

Inhalt

*Gewidmet meiner Frau Gaby und allen Menschen,
die nach der Wahrheit streben.*

*Mein herzlicher Dank gilt vor allem den Menschen,
die sich bereit erklärt haben, ihre persönlichen Erfahrungen
hier mitzuteilen.*

*Gleichzeitig möchte ich all denen danken, die mich inspiriert
und unterstützt haben, dieses Buch zu schreiben.*

*Besonders bedanken möchte ich mich sowohl bei
Prof. Stefan Schmidt für seine wissenschaftlich fundierten
Beiträge, die fruchtbaren Gespräche und kompetenten
Hinweise als auch bei unserem Lektor Herrn Peter Raab
für seine exzellente und sehr unterstützende und motivierende
Betreuung während aller Phasen der Entstehung dieses
Buches.*

Vorwort von Joachim Bauer

Das Buch von Harald Banzhaf und Stefan Schmidt beginnt mit einer persönlichen Geschichte: Ein kleines, alleingelassenes Kind wächst in eine Welt hinein, die im Kind ein Grundgefühl der Angst entstehen ließ. Eine solche, von vielen Kindern erlebte Ausgangssituation im Leben eines Menschen bildet den Nährboden nicht nur für seelische, sondern auch für körperliche Erkrankungen. Diese Einsicht war nicht immer so gegeben. Als ich – erstmals im Jahre 2002 – darstellte, dass ungute Erfahrungen, die wir mit anderen Menschen machen, uns nicht nur seelisch belasten, sondern auch auf die Biologie unseres Körpers »durchschlagen« und die Aktivitäten unserer Gene verändern[1], wurde dies von vielen Zeitgenossen damals noch ungläubig zur Kenntnis genommen. Inzwischen ist diese Erkenntnis Mainstream.

Unsere westlichen Gesellschaften sind von einer massiven Zunahme von durch seelischen Stress verursachten Erkrankungen betroffen[2]. Fatal ist, dass viele Menschen den Druck und die Entfremdung, der sie ausgesetzt sind, gar nicht mehr spüren, weil sie ständig abgelenkt sind. Hier, bei der suchtartigen Tendenz des Menschen, sich ständig abzulenken und sich dabei selbst – und die eigene Gesundheit – zu verlieren[3], setzen Harald Banzhaf und Stefan Schmidt mit ihrem Buch an und zeigen: Meditation und Achtsamkeit öffnen die Tür heraus aus ständiger Hetze und Entfremdung vom eigenen Selbst, hin zu

1 Joachim Bauer: Das Gedächtnis des Körpers – Wie Beziehungen und Lebensstile unsere Gene steuern (Eichborn Verlag, 2002; dann als Piper Taschenbuch erschienen).

2 Siehe Joachim Bauer: Arbeit – Wie sie uns glücklich oder krank macht (Heyne Taschenbuch, 2015).

3 Joachim Bauer: Selbststeuerung – Die Wiederentdeckung des freien Willens (Blessing Verlag, 2015).

Selbstfürsorge und zur Bewahrung der Gesundheit. Der Wirkmechanismus einer achtsamen Lebenshaltung beruht zum einen auf der sich aus ihr ergebenden gesünderen Lebensführung, zum anderen auf den von Meditation und Achtsamkeit unmittelbar ausgehenden, direkten biologischen Effekt auf das Gehirn.

Die Vision, die Banzhaf und Schmidt gegen Ende ihres Buches aufscheinen lassen, ist das Bild eines zu Empathie und Dankbarkeit fähigen Menschen[4]. Tatsächlich liegt die Bestimmung des Menschen nicht im ständigen Konkurrenzkampf, sondern im gelingenden sozialen Zusammenleben[5]. Gut und verantwortungsvoll ist, dass die beiden Autoren darauf hinweisen, dass Meditation und Achtsamkeit keine Allheilmittel sind. Achtsamkeitskurse können eine Psychotherapie nicht ersetzen. Die Leserinnen und Leser dürfen sich auf ein achtsam verfasstes, informatives und flüssig zu lesendes Buch freuen.

Freiburg, Herbst 2015 *Prof. Dr. Joachim Bauer*

---

4 Joachim Bauer: Warum ich fühle was du fühlst – Intuitive Kommunikation und das Geheimnis der Spiegelneurone (Heyne Taschenbuch, 2006).

5 Joachim Bauer: Prinzip Menschlichkeit – Warum wir von Natur aus kooperieren (Heyne Taschenbuch, 2008); und Joachim Bauer: Schmerzgrenze – Vom Ursprung alltäglicher und globaler Gewalt (Heyne Taschenbuch 2013).

Ein Buch – zwei Autoren

Das Buch, das Sie in den Händen halten, trägt zwei Autorennamen. Der erste Autor, Harald Banzhaf, ist praktizierender Arzt und leitet seit vielen Jahren Achtsamkeitskurse. Durch seine Arbeit als Facharzt für Allgemeinmedizin mit den Schwerpunkten Komplementärmedizin und Umweltmedizin sowie seiner Rolle als Achtsamkeitslehrer im medizinischen und unternehmerischen Kontext hat er sich im Umgang mit seinen Patient/innen und deren gesundheitlichen Problemen eine umfassende Sichtweise erarbeitet, die die zahlreichen Facetten menschlichen Gesundseins und Krankseins miteinander verbindet. Auf dieser Basis hat er das Gesamtkonzept des Buches entworfen und es aus seiner persönlichen Perspektive geschrieben, die von den langjährigen und vielfältigen Erfahrungen mit seinen Patienten/innen geprägt ist.

Der zweite Autor, Stefan Schmidt, ist Psychologe und Wissenschaftler. Er lehrt zum Thema Kulturwissenschaft und Komplementärmedizin an der Europa-Universität Viadrina in Frankfurt (Oder) und leitet eine Forschungsgruppe zu den Themen Meditation, Achtsamkeit und Neurophysiologie am Universitätsklinikum Freiburg. Er hat den Text von Harald Banzhaf aus seiner Perspektive mit kurzen Reflexionen versehen, die zum weiteren Nachdenken und zur vertieften Lektüre anregen sollen. Diese Texte erkennen Sie daran, dass sie am Seitenrand jeweils mit einem Balken markiert sind.

So ergibt sich aus dieser doppelten Perspektive ein praktischer Meditations- und Alltagsratgeber, der aber gleichzeitig dazu anregt, über die eigenen Grenzen hinauszudenken und neu zu handeln.

Im November 2015 *Harald Banzhaf und Stefan Schmidt*

Zum Einstieg eine persönliche Geschichte

Seid überzeugt, das Geheimnis des Glücks ist die Freiheit, und das Geheimnis der Freiheit ist der Mut.

Perikles

Ein Kind, das sich in seiner Welt sehr alleingelassen und einsam fühlte, betete jede Nacht vor dem Einschlafen, Gott möge ihm Weisheit und Erkenntnis schenken und er möge ihn (den kleinen Jungen) nicht verlassen.

Oft suchten Albträume diesen Jungen nachts heim, schüttelten ihn, erzeugten Panik und Todesangst und sorgten mit dafür, dass er morgens nicht gerne und freiwillig aufstehen wollte, weil die Welt, die er wahrnehmen konnte, oft sehr bedrohlich und ängstigend auf ihn wirkte. Es gab zu dieser Zeit zumindest aus seiner Sicht keinen wirklich sicheren Ort in seinem Leben.

Er entwickelte die Vorstellung, wenn er immer freundlich und nett, angepasst und lieb zu seiner Umwelt sei, dass dann die Welt ihm gegenüber nicht so bedrohlich wäre und er weniger Furcht vor ihr haben müsse.

Gleichzeitig eignete er sich ultrafeine Antennen an für Stimmungen, Gefühlsregungen und Tendenzen in seiner Umwelt, um möglichst im Vorfeld schon geeignete Schritte unternehmen zu können, eine mögliche Gefahr früh zu erkennen und dann schnell zu entschärfen.

Dies führte dazu, dass dieser Junge sich in einer Art dauerhafter Anspannung und ständiger innerer Alarmbereitschaft befand, denn es konnte zu jeder Zeit eine Gefahr lauern, die erneut zu einer Überforderung der Ressourcen führen und deren Ausmaß und Wirkung unabsehbare Folgen haben könnte.

Eine Folge dieses Umstands war, dass sich im Laufe der mentalen, sozialen und emotionalen Entwicklung ein Drang und eine Haltung herausbildete, sich immer neue Fähigkeiten und Kompetenzen anzueignen, die dabei helfen könnten, die Welt, so wie sie sich zeigte, einerseits zu verstehen, andererseits aber sich in ihr zurecht zu finden und einfach in ihr einigermaßen gut zu überleben. Inzwischen waren aus dem kleinen Jungen ein erwachsener Mann und Arzt geworden.

Und dann kam der Tag, an dem er von einem Einführungswochenende mit dem Namen »Stressbewältigung durch Achtsamkeit« erfuhr. Es war ihm sofort klar, dass er diesen Kurs besuchen müsse. Wahrscheinlich würde es ein weiterer Kurs, eine weitere Ausbildung (wie schon so viele zuvor) werden, um gewappnet zu sein gegen die Unwägbarkeiten des Lebens und somit ein weiteres Werkzeug im Werkzeugkasten mit der Aufschrift »Überlebenstraining«, ein weiterer Versuch, diese Welt zu verstehen und zu begreifen. Irgendetwas im Bauch aber signalisierte, dass es sich hierbei nicht um eines der zahllosen Stressbewältigungsprogramme, die landauf landab angeboten werden, handelte. Und diesmal behielt das Bauchgefühl Recht. Dieser Kurs veränderte nach und nach, in winzigen Schritten zuerst und kaum spürbar, dann aber doch sehr mächtig das Leben dieses Menschen sowohl persönlich als auch beruflich.

Warum dieses Buch

Mein erster bewusster Kontakt mit dem Begriff Achtsamkeit fand nach der Jahrtausendwende statt. Vielleicht war es Fügung, dass ich 2001 bei Linda Lehrhaupt am Institut für Achtsamkeit und Stressbewältigung an einem Einführungswochenende über *MBSR* (Mindfulness Based Stress Reduction) teilgenommen hatte. Es sollte sich herausstellen, dass dies eine Verbindung und eine Liebe fürs Leben werden würde. Ich hatte mein »Herzensding« gefunden. Nachdem ich mich einige Jahre theoretisch und praktisch – das Meditieren hatte ich bereits vor dem Studium begonnen – mit dem Thema Meditation beschäftigt hatte, begann ich ganz offiziell, Patienten und Gesunde »die Praxis der Achtsamkeit« in Form von Seminaren, Kursen und Vorträgen zu unterrichten. Nach der Weiterbildung zum »zertifizierten MBSR-Lehrer« unterrichtete ich dann das strukturierte 8-Wochen-Programm nach Kabat-Zinn und tue dies nunmehr regelmäßig seit zehn Jahren.

Meine ersten, von professionellen Lehrern angeleiteten Meditationserfahrungen habe ich mit etwa 20 Jahren gemacht. Als Einstieg wählte ich zusammen mit einem engen Freund ein zehntägiges strenges Schweigeseminar bei dem Jesuitenpater Bernhard Scherer im Sonnenhaus nahe des Klosters Beuron. Meditationssitzungen in der Tradition des Zen von jeweils 25 Minuten, ungefähr achtmal am Tag, nur unterbrochen durch eine kurze Gehmeditation, wenn ich mich recht erinnere, und verbunden mit durchgängigem Schweigen und einer Kost nach Dr. F. X. Mayr, bestehend aus alten, steinharten Brötchen und einem Glas Milch. Das war schon eine echte Herausforderung.

Im Jahre 2008 schrieb mir ein befreundeter Jurist und Inhaber eines kleinen Verlags, ich wäre doch angesichts meiner mehrjährigen Erfahrungen als Arzt und Meditationslehrer möglicherweise geeignet, etwas über Achtsamkeit und MBSR zu schreiben und bot mir an, dieses Buch dann auch zu veröffentlichen. Aus vielerlei Gründen habe ich es damals nicht geschrieben. Inzwischen ist das Wort Achtsamkeit in aller Munde und MBSR-Kurse werden überall angeboten. In der Wirtschaft tauchen sie sowohl im Führungskräftetraining wie auch in der betrieblichen Gesundheitsvorsorge auf, in der Psychotherapie werden sie als die 3. Welle der Verhaltenstherapie integriert und auch in der Medizin finden sie mittlerweile vielfältige Anwendungen.

Aus persönlicher und beruflicher Erfahrung kann ich Ihnen sagen, dass Sie unzählige Bücher lesen, viele CDs hören, mehrere Seminare besuchen können – wenn Sie nicht praktizieren, d.h. Achtsamkeit sowohl in Übungen trainieren als auch im Alltag beherzigen und umsetzen, dann bleibt es graue Theorie, ein interessantes mentales Konstrukt, aber letztendlich ohne tieferen Wert und Nutzen. Aber darüber mehr in den folgenden Kapiteln.

Achtsamkeit in einem größeren, wenn Sie so wollen, ganzheitlichen und umfassenderen Rahmen zu beleuchten, soll Ziel dieses Buches sein.

In seinem Werk *Zur Besinnung kommen*[6] skizziert Kabat-Zinn eine Welt, die in Flammen steht.

Es reicht nicht mehr aus, sich in der Meditation nur den inneren Welten zuzuwenden. Vielmehr müssen wir, gestärkt durch die Innenschau, den Blick nach außen, hinaus in die reale und sich rasant verändernde Welt wagen, um dort aus vollem Herzen zu handeln, wo handeln nötig ist. Aber auch schweigen, wo dies unser Herz gebietet.

Diese Zeilen sind als Einladung gedacht, dass sich Körper-

6 Kabat-Zinn J. (2008) Zur Besinnung kommen: Die Weisheit der Sinne und der Sinn der Achtsamkeit in einer aus den Fugen geratenen Welt, Arbor-Verlag

und Geistmedizin gegenseitig kennenlernen, verstehen und nicht zuletzt voneinander profitieren. Die Gesamtheit einer Sache ist ja bekanntlich mehr als die Summe ihrer Einzelteile.

Es gibt keinen isolierten biologischen Körper, keine isolierte Psyche oder Seele. Das eine bedingt das andere und existiert durch das andere.

Meine persönlichen und intensiven Erfahrungen über ein Jahrzehnt mit mir selbst, meinen Patienten sowie Kurs- und Seminarteilnehmern haben mich tief überzeugt, dass der Geist dieses Konzepts, wenn man es so nennen möchte, eine tiefe und heilsame Wirkung entfalten kann, sowohl auf körperlicher, psychischer als auch auf geistiger Ebene.

Um diese An- und Einsichten mit Ihnen zu teilen, schreibe ich dieses Buch. Es ist entstanden aus zahlreichen zum Teil sehr persönlichen und wirklich berührenden Erfahrungen mit Gesunden und Kranken, mit Patienten und Kursteilnehmern, mit Unternehmern und Beschäftigten, mit Zuhörern und Kollegen auf medizinischen Kongressen, mit Freunden und Fremden, die allesamt tiefe Spuren hinterlassen haben. Veränderungen und Heilungen waren möglich, die sich ohne den Geist von Achtsamkeit vielleicht in dieser Art und Weise nicht ereignet hätten. Dazu mehr aber im Verlauf der kommenden Seiten.

Es geht hier um mögliche Antworten auf die Frage, was Medizin, was Gesundheit und Heilung zu tun hat mit Meditation und speziell mit Achtsamkeit. Achtsamkeit soll hier ganz pragmatisch beleuchtet werden. Es geht um die Anwendung und ihren Wert im Alltag, im ganz normalen Leben. Dies ist aus meiner Sicht auch die Nagelprobe für ihre Berechtigung in den unterschiedlichen Kontexten und den Boom, die sie momentan erlebt.

Unter Meditation soll nachfolgend eher die formelle Art und Weise einer bestimmten Geistestätigkeit oder besser Geisteshaltung verstanden werden. Wenn von Achtsamkeit die Rede ist, geht es eher um eine bestimmte Grundhaltung, die man auch im Alltag, im ganz banalen und alltäglichen Leben einnehmen kann. Vielleicht kann man sagen, Meditation ist der große Rahmen mit der Unterlage, und Achtsamkeit ist das Bild selbst mit den unterschiedlichsten Motiven, Materialien und Farben. Wir nützen die Methode der Meditation, um achtsam zu werden, um zu erwachen, im Inneren wie im Äußeren. Meditation ist das bewusste Üben, die Achtsamkeit die Frucht der Übung, die sich in unserem Leben fortsetzt.

Zum Gebrauch dieses Buches

Wenn Sie sich nun ans Lesen machen, dann gönnen Sie sich bitte immer wieder Atempausen, Verschnaufpausen.

Legen Sie dieses Buch immer wieder bewusst zur Seite, lassen Sie den Inhalt auf einer anderen Ebene als der mentalen auf sich wirken, ihn einsickern, vielleicht ein Kondensat entstehen.

Meditieren Sie über den Text und lassen Sie sich inspirieren, sich Ihre eigenen Gedanken zu machen.

Nehmen Sie einen Stift und ein Blatt Papier zur Hand und machen Sie sich Notizen. Stellen Sie sich Ihre ganz eigenen und persönlichen Fragen und warten Sie geduldig auf die Antworten.

Wenn Sie Lust haben, versuchen Sie auch die eingefügten Übungen zu absolvieren. So gut es eben im Moment geht.

Entwickeln Sie Ihre eigenen Übungen. Seien Sie kreativ.

Aber machen Sie langsam und geben Sie sich das Kostbarste, was Sie haben, schenken Sie sich Zeit, für sich allein. Seien Sie hierbei auch mal ganz bewusst egoistisch.

Meditation bedeutet, die Aufmerksamkeit nach innen zu richten. Auf dem Weg nach innen frei zu werden von Konzepten, Vorstellungen und Überzeugungen und sich einzulassen auf das wahre Sein. Es ist ein Weg der Erkenntnis unserer Natur, unseres Geistes und allen Seins.

Achtsamkeit bedeutet, auf eine bestimmte Weise aufmerksam zu sein. Bewusst, im gegenwärtigen Augenblick und ohne zu urteilen.

Damit der Inhalt der folgenden Seiten Sie nicht nur auf intellektueller Ebene erreicht, möchten wir Ihnen eine einfache erste Meditationsübung als Basisübung für die Praxis der Achtsamkeit ans Herz legen, die Sie zwischen den einzelnen Textabschnitten und sonst im Alltag praktizieren können. Es ist gleichsam eine Verabredung mit sich selbst.

Basisübung Achtsamkeit – Verabredung mit sich selbst

1. Suchen Sie einen Ort oder Raum auf, an dem Sie ungestört sind und sich sicher fühlen können.
2. Sorgen Sie dafür, dass Sie in den geplanten 5, 10 oder 15 Minuten nicht durch äußere Reize gestört werden.
3. Lassen Sie die äußere Welt ganz bewusst zurück und seien Sie versichert, dass diese später auch noch da sein wird und Sie nichts versäumt haben werden.
4. Nehmen Sie jetzt eine Haltung im Sitzen oder Liegen ein, in der Sie sich wohl fühlen. Wenn Sie liegen, achten Sie auf eine entspannte Körperhaltung auf einer nicht zu weichen Unterlage.
   Wenn Sie sitzen, dann wählen Sie eine aufrechte Körperhaltung, die zugleich Würde und Bequemlichkeit ausstrahlt.
5. Richten Sie Ihre Aufmerksamkeit nun auf ein von Ihnen zuvor gewähltes Objekt. Dies kann der eigene Atem, Ihr Körper, ein Bild oder eine Kerze, ein Mantra oder etwas ganz anderes sein.
6. Verweilen Sie während der festgelegten Zeit bei sich und Ihrem gewählten Fokus, ohne etwas zu erwarten oder erreichen zu wollen.
7. Wenn Sie gedanklich abschweifen, dann kehren Sie ganz sanft aber bestimmt zu Ihrem Fokus zurück. Immer und immer wieder.
8. Vermeiden Sie Bewertungen oder Urteile jedweder Art.
9. Seien Sie wohlwollend und nachsichtig mit sich selbst und gehen Sie leicht und spielerisch vor.
10. Kehren Sie nach einer gewissen Zeit in den Raum, an den Ort und die Tageszeit der äußeren Welt zurück.

Sie können diese Basisübung abwandeln, Ihren eigenen Bedürfnissen anpassen und jederzeit so verändern, dass sie Ihnen eine Hilfe und Unterstützung in den Turbulenzen des alltäglichen realen Lebens wird.

1. Stress und kein Ende

a. Vorsicht Hochspannung – unser Nervensystem in Not

Blitzschnelles Handeln in potentiell lebensbedrohlichen Situationen hat unseren Vorfahren das individuelle und letztendlich auch das kollektive Überleben als Spezies gesichert.

Wenn ein Rascheln im Gras oder ein Knacken der Äste im Wald hörbar war oder ein Schatten in unmittelbarer Nähe vorbeihuschte, dann war höchste Eile geboten. Sollte sich im Nachhinein herausgestellt haben, dass es ein blinder Alarm war, so war dies umso erleichternder, aber falls doch eine Schlange, ein Raubtier oder ein anderer Angreifer Auslöser für die erhöhte Aufmerksamkeit war, so war die ultraschnelle Antwort auf diesen Reiz lebensrettend.

Das hochgradig ausgeklügelte und spezialisierte Nervensystem von Säugetieren hat ja in letzter Konsequenz nur ein einziges Ziel, nämlich dem Organismus das Überleben zu ermöglichen und der Gattung alle gewonnenen Erfahrungen für eine kollektive und effektivere Weiterentwicklung mit auf den Weg zu geben.

Nach erfolgreichem Kampf oder gelungener Flucht war es eine Notwendigkeit, dass sich das Lebewesen zurückziehen konnte in seine Höhle oder an einen geschützten Ort, um die verbrauchten Kräfte wieder aufzubauen, den gesamten Organismus zu regenerieren und somit für die nächste Herausforderung gerüstet zu sein.

Was geschieht jetzt aber, wenn das Stresssystem des Organismus mit all seinen zahlreichen Aspekten nicht mehr in den Ruhezustand herunterfahren kann, weil sich die innere Anspannung dauerhaft auf einem hohen und aktivierten Niveau bewegt?

Puls, Blutdruck und Atmung werden aktiviert. Stresshormone werden ins Blut gepumpt, insbesondere Adrenalin und Noradrenalin. Alles momentan nicht Notwendige wird gedrosselt, wie z.B. Verdauung, Fortpflanzungssystem etc. Über einen kurzen Zeitraum ist dies kein Problem für den Organismus. Je länger aber dieser Zustand anhält, desto schwerwiegender werden die Folgen. Wenn aus dem »Ruf zu den Waffen« ein Dauerzustand wird, wenn also für die betreffende Situation »keine Lösung gefunden wird«, geschieht etwas auf Dauer höchst Problematisches.

Es kommt zur Ausschüttung von Cortisol und weiteren Stresshormonen. Dieses Signal bedeutet für den Körper, dass der Stresszustand im Begriff ist, chronisch zu werden. Die Folgen sind mitunter fatal.

Zuckerbausteine werden nicht mehr abgebaut und zirkulieren im Blut, Fettsäuren werden mobilisiert, das Immunsystem wird schwächer, es kommt zu katabolen Stoffwechselzuständen, d.h., wichtige Eiweißstoffe werden verbraucht anstatt aufgebaut. Im Gehirn zum Beispiel führt ein lang anhaltender hoher Cortisolspiegel dazu, dass Nervenzellen mitunter absterben.

b. Wonach leben wir – Uhr oder Kompass, Rhythmus oder Taktung?

Wenn wir ständig in Alarmbereitschaft sind, bedeutet dies für den Organismus einen Zustand von dauerhaft erhöhten Stresshormonen mit all den bereits beschriebenen Folgen. Alles biologische Leben hat sich aus einem rhythmischen Prozess von Wachstum und Ruhephasen entwickelt. Zeiten der Regeneration sind unabdingbar für den Prozess des Werdens und Entstehens. Wenn der biologische Rhythmus abgelöst wird von einer gnaden- und pausenlosen Taktung, so geraten alle lebendigen Prozesse in einen Zustand verminderter Kohärenz.

Mithilfe der Messung der Herzratenvariabilität (HRV) kann man heute sehr genau zeigen, worin sich gesunde von kranken Systemen unterscheiden und welche unterschiedlichen Vorgänge sich abspielen.

Ein Problem zeigt sich jedoch nicht nur in der immer schneller werdenden Taktung unseres Lebens, sondern es kommt durch die erhöhte Schlagzahl in Form von »höher, schneller, weiter« auch dazu, dass wir vor lauter Bäumen den Wald nicht mehr sehen. Orientierungslosigkeit, Richtungslosigkeit und Gefühle von Getriebenheit, Hilflosigkeit und vor allem Ziel- und Sinnlosigkeit schleichen sich leise und unerkannt in das Leben. Zeiten ohne konkretes Ziel, ohne festen Stundenplan, ohne Sollerfüllungskennzahlen machen uns unruhig, lassen ein Gefühl der Leere, des mangelnden oder gar fehlenden Selbstwerts in uns entstehen.

Das Leben nach der Uhr macht dieses unweigerlich quantifizierbar und teilt es ein in feststehende Einheiten ohne Rücksicht auf die dahinter liegenden Qualitäten.

Ein relativ junges, aber umso wichtigeres Phänomen stellen die scheinbar unbegrenzten Möglichkeiten der mobilen Kommunikation dar. Hier ist es plötzlich möglich und vielleicht auch gewollt, dass wir ständig online sind, immer erreichbar und total vernetzt.

Die Kehrseite dieser Medaille ist eine noch höhere und schnellere Taktung sowohl in psychosozialer als auch in physiologischer Hinsicht. Wir werden in einem späteren Kapitel nochmals auf einige der langfristigen Folgen dieser Entwicklung zurückkommen.

c. Ungleichgewicht der Kräfte und seine Folgen – Erschöpfung und Depression

Der Stressforscher Hans Selye hatte den Begriff Stress analog zum Gebrauch in der Werkstoffkunde definiert. Hier wird ein Material so stark belastet, bis es bricht. Sein Ausgangspunkt ist jedoch tote Materie, kein lebender Organismus. Wenn wir aber ein lebendiges System betrachten, sind die Voraussetzungen gänzlich andere. Lebende Systeme können sich verändern, anpassen, ihre Belastbarkeit kann stark variieren je nach Konstitution, Kondition, äußeren, vor allem aber inneren Bedingungen.

Wenn ständige Leistungsbereitschaft, uneingeschränkte Erreichbarkeit, eine gleichzeitige Verarbeitung unzähliger Informationen eingefordert werden, dann ist es für einen Organismus wie den menschlichen unabdingbar, dass auch regelmäßige Ruhephasen zur Regeneration eingehalten werden.

Im menschlichen Organismus spielt hierbei der »große Ruhenerv«, wie er von manchen Autoren bezeichnet wird, eine herausragende Rolle. Er ist der Gegenpart vom *Sympathikus*, dem Teil in unserem vegetativen (also der willkürlichen Kontrolle entzogenen) Nervensystem, der uns auf Aktivität, Leistungsbereitschaft, aber auch Kampf oder Flucht vorbereitet. Der *Parasympathikus*, dessen größter Nerv auch Vagus-Nerv genannt wird, sorgt dafür, dass unsere Körperphysiologie sich regenerieren kann, dass Herzschlag und Blutdruck sinken, die Stresshormone Pause haben, Verdauung und Fortpflanzung zu ihrem Recht kommen und vieles mehr.

Wir alle wissen, dass vor allem nachts die Zeit der Erholung und Entspannung sein sollte, dort findet der Reparaturstoffwechsel im Körper statt, hier hat das Anti-Aging- und Wachstumshormon Somatropin das Sagen. Wenn nun aber äußere oder innere Anforderungen so groß werden, dass unser Organismus kein Signal erhält, seine Systeme herunterzufahren, dann gerät dieses fein justierte Gleichgewicht aus der Balance und es kommt zum Überwiegen des Sympathikus. Für kurze Zeit macht der Organismus das auch klaglos mit. Anfänglich kann es mitunter auch inspirierend und motivierend sein, soviel Kraft und Energie zu haben, die ja bekanntermaßen auch zu vielen Höchstleistungen in unserer Entwicklung geführt hat. Mit der Zeit jedoch wendet sich das Blatt. Zu den Gefühlen der Stärke und der Unerschöpflichkeit gesellen sich nach und nach, oft schleichend und unbemerkt, Phänomene wie Schlafstörungen, Muskelverspannungen, Rückenschmerzen und Gelenkbeschwerden, Magen-Darm-Beschwerden, Reizbarkeit und Stimmungsschwankungen, um nur einige wenige zu nennen.

Bericht eines ehemaligen Kursteilnehmers:
Ein Herbsttag wie aus dem Bilderbuch. Die Sonne strahlt warm von einem stahlblauen Himmel auf die Erde.

Weit oben zieht ein Flugzeug Kondensstreifen hinter sich her, die nach und nach verblassen und sich dann in Nichts auflösen.

Nicht weit von mir sitzen Menschen in einem Kaffee, unterhalten sich, scherzen, lachen und genießen die letzten warmen Herbsttage.

Aber was ist mit mir?

Gerade komme ich aus einer wichtigen Sitzung, die gut und erfolgreich verlaufen ist. Der Kunde ist wie so oft von meinen Ausführungen überzeugt, der Auftrag ist mir sicher.

Ich hätte also allen Grund, mich zu freuen und ein innerer Schalter in mir müsste doch nun wie gewohnt und wie schon so oft zuvor auf »Glücksgefühl« umgelegt werden. Aber diesmal ist alles anders.

Hier stehe ich, unfähig in mein Auto einzusteigen, wie aus dem Nichts überkommt mich tief aus meinem Innersten eine dumpfe Leere. Ein Zittern, das immer mehr von meinem ganzen Körper Besitz ergreift.

Ich habe das Gefühl, dass meine ganze Kraft aus meinem Körper entweicht, die Knie, die Arme, meine Muskeln, alles wird kraftlos, und ich muss mich am Auto festhalten, um nicht zusammenzusacken.

Und dann bricht es aus mir mit einer unbändigen dumpfen Gewalt heraus.

Ich schreie auf und fange an zu weinen.

Um den Menschen, die da nicht weit von mir in einem Kaffee sitzen, nicht aufzufallen, beiße ich mir in den Handballen, wende mich ab, schaffe es irgendwie, in mein Auto einzusteigen.

Da sitze ich nun und weine wie ein kleines Kind.

Ich, der als Erwachsener noch nie geweint hat, von dem alle immer glauben, er habe so breite Schultern, man könne sich an ihn »anlehnen«, er sei ein Fels, der immer für alles eine Lösung findet und irgendwie immer alles geregelt bekommt.

Da sitze ich und weine. Ich, der eine wunderbare Familie hat, erfolgreich im Beruf ist, keine finanziellen Sorgen hat.

Da sitze ich und weine. Ich, der sich erst vor wenigen Tagen seinen Traum von einem teuren Sportwagen erfüllt hat.

Und ich sitze da und weine und schäme mich für meine Undankbarkeit, denn ich habe doch alles.

Einen Tag später sitze ich im Wartezimmer meines Hausarztes.

Ein komisches Gefühl, ich war seit Jahren nicht mehr krank und wegen Kleinigkeiten geht man auch nicht zum Arzt, so war immer mein Denken und irgendwie war ich immer stolz darauf.

Ganz davon abgesehen kann man sich »krank sein« in meiner beruflichen Position auch nicht leisten.

Jetzt geht es aber nicht mehr anders.

Der Zwischenfall, der mein Leben und meine Denkweise drastisch verändern sollte, ist gerade einmal einen Tag her.

Ich fühle mich kraftlos und leer.

Ich habe das Gefühl, dass tief in meinem Inneren ein Feuer brennt, das eine Art von seelischen Schmerzen erzeugt, die um ein vieles schlechter auszuhalten sind als körperliche Schmerzen.

Zum ersten Mal habe ich bei einem Arzt um einen »dringenden Termin« gebeten.

Kurze Zeit später sitze ich Dr. Banzhaf gegenüber.

So richtig weiß ich nicht, wie ich ihm mein Befinden erklären soll.

Er hört mir aufmerksam zu, erzählt mir von Stress, Burnout und Meditation.

Von einem in Kürze beginnendem 8-wöchigen MBSR-Kurs.

Instinktiv sage ich sofort zu.

Kurstag 1 (die Rosine)

Da sitze ich mit einem etwas mulmigen Gefühl im Stuhlkreis mit nochmal 16 Leidensgenossen.

Jeder stellt sich kurz vor und schildert seine Probleme. Angstzustände, Schlaflosigkeit, Beklemmungsgefühle, Tinnitus, Stimmungsschwankungen,

Bandscheibenvorfall, Herzprobleme und noch einiges mehr.

Viele der Anwesenden haben über Jahre schon alles versucht, bereits eine Odyssee von Arztbesuchen, Heilpraktikern, Medikamenten hinter sich.

Die Geschichte von Frau M., die große Probleme hat, sich in einem geschlossenen Raum mit vielen Menschen aufzuhalten, beeindruckt mich am meisten.

Und nun soll ein 8-wöchiger Kurs mit Namen MBSR helfen, dessen erste Disziplin das sehr langsame, bewusste Zerkauen und Schmecken einer Rosine ist.

Na ja denke ich ... »schauen wir mal«.

Kurstag 2 (Schnarchen ist angesagt)

Die Woche über habe ich, wie von Dr. Banzhaf vorgegeben, täglich zuhause mithilfe der MBSR-CD eine ca. 30 minütige

Liegemeditation durchgeführt, bei der man gedanklich durch alle Körperregionen geführt wird, um diese Regionen bewusst zu erfassen.

Sinn der Übung ist es, achtsam für die aufkommenden Gedanken und Empfindungen zu werden.

Diese aber nicht zu bewerten, sondern wie Wolken am Himmel aufkommen und dann gleich wieder ziehen zu lassen.

Eine sehr schwere Übung bei dem Gedankenkarussell, das sich in meinem Kopf dreht.

Leider war meist spätestens im Bauchbereich »Schnarchen« angesagt.

Hauptziel verfehlt, aber trotzdem hoher Entspannungsfaktor.

Auch am zweiten Kurstag bei der Liegemeditation Schnarchgeräusche der Kursteilnehmer links und rechts neben mir – wie beruhigend, dann bin ich nicht der einzige.

Kurstag 3 (Rückenschmerzen)

Der Arbeitstag war wieder mal »Stress pur«. Ich habe starke Rückenschmerzen und überlege mir, ob ich den Kurs am Abend überhaupt wahrnehmen soll.

Seit zwei Tagen habe ich auch nicht mehr meditiert, meine Stimmung ist am Boden.

Aber irgendwie überwinde ich mich dann doch, rolle meine Liegematte und Decke zusammen und mache mich auf den Weg.

»Auf den Weg machen« – wie wichtig und entscheidend dieser Satz für mein weiteres Leben sein sollte, kann ich an diesem Abend noch nicht wissen.

Wir erhalten an diesem Kursabend von Dr. Banzhaf eine Fülle an Informationen über mögliche Zusammenhänge und Ursachen unserer Beschwerden.

Welche Rolle spielen unsere Umwelt, unser Lebensstil, Ernährung, Erziehung, Konditionierung.

Wie reagieren unser Körper und unser Gehirn auf solche

Reize und Impulse des alltäglichen und »kollektiven Wahnsinns in unserer überdrehten Welt«?

Was bewirkt Meditation? Wo kommt sie her und wo wird Meditation hauptsächlich praktiziert?

Alles sehr interessant.

Aber meine Rückenschmerzen plagen mich gewaltig und ich weiß nicht, ob ich noch lange auf diesem Stuhl sitzen kann.

Zum Abschluss des Abends folgt dann eine Liegemeditation, der Body-Scan.

Zuerst in den »Vierfüßler-Stand«, dann vorsichtig seitlich auf den Rücken abrollen, anders komme ich, von Rückenschmerzen geplagt, nicht auf meine Liegematte ... Endlich liege ich.

Aber die Schmerzen lassen einfach nicht nach. Es fühlt sich an, als sei mein Becken in einem Schraubstock eingespannt. Hoffentlich komme ich nachher wieder hoch.

Von Dr. Banzhaf gesprochen, führt uns der Body-Scan bei den Füßen beginnend durch unseren Körper.

Ich konzentriere mich auf meinen Atem und atme bewusst in den Schmerz in meinem Rücken hinein.

Gedanken, die in meinem Kopf aufkommen, lasse ich einfach ziehen und konzentriere mich voll und ganz auf die Empfindungen in den einzelnen Körperregionen.

Zum ersten Mal schlafe ich nicht ein.

Zum Ende des Body-Scans stellt man sich vor, durch eine Öffnung in der Schädeldecke einzuatmen, den Atem durch den ganzen Körper fließen zu lassen um ihn dann über die Fußsohlen ausströmen zu lassen.

Ich tue dies ganz bewusst mit tiefen Atemzügen und habe das Gefühl, mein Körper wird mit Sauerstoff und Energie geflutet.

Und als der Schlussgong die Übung beendet und ich meine Augen öffne, meinen Rücken vorsichtig bewege, merke ich, dass der »Schraubstock« meinen Rücken frei gegeben hat und sich die Verspannungen gelöst haben.

Zuerst kann ich es nicht glauben, aber die Schmerzen sind verflogen, ich kann normal aufstehen und mich bewegen.

Kurstag 6 (den richtigen Weg eingeschlagen)

Seit meinem Erlebnis mit den Rückenschmerzen am 3. Kurstag habe ich auch zwischen den Kursabenden jeden Tag meditiert.

Mittlerweile meditiere ich bis zu einer Stunde auch immer öfter im Sitzen und spüre, wie mein Körper und Geist dabei immer mehr zur Ruhe kommen.

Auch in meinem Lebensalltag hat sich ein Bewusstseinswandel eingestellt.

Ich gehe mit »offeneren Augen« durch das Leben, sehe und nehme Dinge wahr, die mir vorher so nicht aufgefallen sind.

Situationen, die mich noch vor Wochen gestresst und belastet haben, nehme ich bewusster und emotionsloser wahr und kann mit ihnen besser und gelassener umgehen.

Ich spüre, welche Dinge für mich wichtig und welche unwichtig sind.

Körperliche Beschwerden, die mich bisher geplagt haben, sind größten Teils verschwunden oder haben sich gebessert.

Und sollten sich doch einmal negative Empfindungen Platz verschaffen, so habe ich eine wunderbare »Allzweckwaffe« an der Hand – meinen Atem.

Kurstag 7 (eine berührende Mitteilung)

Vorletzter Kursabend.

Wir sitzen wieder alle im Stuhlkreis.

Aber bei den allermeisten Kursteilnehmern hat sich eine Wandlung eingestellt.

War noch am Anfang des Kurses eine negative, bedrückende, unsichere Stimmung deutlich spürbar, so herrscht jetzt eine Atmosphäre, die positive Energie ausstrahlt.

Jeder Kursteilnehmer kann von persönlichen Erfolgen berichten.

Ein älterer Herr berichtet, dass beim Meditieren seine Tinnitus-Geräusche im Ohr spürbar nachlassen, was für ihn eine Wohltat sei.

Da meldet sich Frau M. zu Wort und berichtet uns: Ihre Schwindelgefühle und Angstzustände beim Betreten von größeren Räumen mit Menschenansammlungen hätten spürbar nachgelassen.

Zum ersten Mal könne sie wieder alleine einkaufen und auch wieder in die Kirche gehen, um zu beten.

Diese wunderbare Nachricht berührt uns alle sehr.

Letzter Kurstag 8 (ein neuer Weg)

Alle Kursteilnehmer haben in den letzten Wochen viel über sich und den Umgang mit sich selbst gelernt.

Aber auch über andere Zusammenhänge, die unser Leben und Wohlbefinden stark bestimmen, wie Umwelt, Natur, Umgang untereinander, Umgang mit anderen Lebewesen auf unserem Planeten, Religion und Glaube.

Durch die Meditations- und Achtsamkeitsübungen hat auch bei mir eine Reinigung der durch jahrelange negative Automatismen hervorgerufenen Seelen- und Gedankenwelt stattgefunden.

Ich nehme alles viel bewusster und klarer wahr.

Lebe immer öfter im Hier und Jetzt.

Lasse mich nicht mehr so schnell von dem täglichen Bombardement von unnützen und schädlichen Beeinflussungen in deren Richtungen zwängen und aus der Bahn werfen.

d. Das Eisbergphänomen: 90 % aller Krankheiten sind stressbedingt

Es gibt einige Theorien über das Phänomen des Alterns, Krankwerdens und letztendlich des Sterbens. Eine davon ist die Gentheorie, die besagt, dass unser Schicksal in unseren Genen festgelegt sei.

Die Verschleißtheorie geht davon aus, dass unsere Gesundheit und damit auch die Lebenszeit unter anderem dadurch begrenzt ist, weil unsere Erbsubstanz in Form der Chromosomen durch Schutzkappen, sogenannte *Telomere*, geschützt ist und sich bei jeder Zellteilung verringert. Ist ein kritisches Maß erreicht, kann sich die einzelne Zelle nicht mehr teilen und somit ist keine Erneuerung oder Regeneration durch Zellersatz mehr möglich. Auf diesen Umstand werden wir später nochmals zurückkommen. Denn wir werden untersuchen, ob wir vielleicht in der Lage sind, diesen Prozess zu beeinflussen oder zu einem gewissen Teil steuern zu können.

Eine weitere Theorie ist die der sogenannten *freien Radikale*. Hierbei entstehen, wie übrigens permanent in lebenden Systemen, sogenannte reaktive Sauerstoffverbindungen, die wiederum andere Zellen angreifen und zerstören können. Weil sie dazu in der Lage sind, werden sie nicht nur als reaktiv, sondern auch als aggressiv bezeichnet. Allein dadurch, dass wir atmen, uns bewegen, essen, entstehen in der sogenannten *Inneren Atmung* diese Radikalverbindungen. Sie sind nicht nur schädlich und bedrohend, sondern sie haben in der natürlichen Immunabwehr eine hohe Bedeutung zum Schutz von Viren, Parasiten und entarteten Zellen. Ungesunde Ernährung, Rauchen, aber auch chronischer Stress produziert diese hochreagiblen Moleküle jedoch in einem Übermaß. Jeder Organismus hat ein komplexes Schutzsystem in Form von sogenannten *Antioxidantien*, um ein Gleichgewicht zwischen Oxidation und Antioxidation sicherzustellen. Dazu gehören vor allem Vitamine, Coenzyme und andere sogenannte sekundäre Pflanzenwirkstoffe.

Herrscht im Körper über längere Phasen ein Ungleichgewicht zwischen den Aggressoren und den Schutzstoffen, dann verlieren immer mehr Zellen die Fähigkeit, ihre Arbeit perfekt auszuüben und wir werden krank.

Allen diesen Überlegungen ist gemeinsam, dass Gesundheit und Leben damit zu tun hat, gesunde Zellen zu haben mit der Fähigkeit, sich zu regenerieren und zu erneuern.

Lange Zeit dachte man, Stress sei in erster Linie ein mentales, ein psychologisches oder vielleicht emotionales Phänomen. Inzwischen wissen wir, dass es auch eine Art Stress auf physiologischer Ebene, auf molekularer Ebene gibt. Und es ist für das Verständnis dieses Buches eminent wichtig, zu erkennen, dass sich die unterschiedlichen Ebenen von Stress vermengen, bedingen und mitunter potenzieren können. Zellstress erzeugt im ungünstigen Fall Psychostress und mentaler bzw. emotionaler Stress kann Zellstress auslösen oder verstärken.

Der renommierte Wissenschaftler Bruce Lipton geht davon aus, dass über 90 % aller Krankheiten stressbedingt sind[7]. Allerdings beziehen wir uns hier auf einen erweiterten Stressbegriff, der besagt, dass Körper und Geist nicht voneinander zu trennen sind.

Ein immer noch junges Forschungsgebiet kann uns hier weiterhelfen, die *Psychoneuroimmunologie*.

Wussten Sie, dass unser Gehirn keine getrennten Bereiche bereithält für die Wahrnehmung und Verarbeitung von körperlichem bzw. von emotionalem Stress? Und dass körpereigene chemische Substanzen wie z.B. das *Zytokin P* (engl. Pain) einerseits im Nervensystem für die Schmerzwahrnehmung mitverantwortlich ist und dieselbe Substanz P andererseits im

---

7 The Biology of Belief: Unleashing the Power of Consciousness, Matter and Miracles (2005) Bruce H. Lipton, Mountain of Love Productions, Inc and Elite Books, San Rafael, CA

Immunsystem an der Entzündungsreaktion beteiligt ist. Die Erkenntnisse der Psychoneuroimmunologie zeigen uns, dass unser Körper mitsamt seinem Nerven-, Hormon- und Immunsystem und unsere Psyche und unser Geist eine funktionelle Einheit und keine voneinander getrennten Bereiche sind.

Sollte sich diese These, dass fast alle Krankheiten auch nur entfernt etwas mit Stress zu tun haben, bewahrheiten, wäre es dann nicht äußerst wichtig und obendrein klug, wenn wir uns mit dem Phänomen Stress intensiver auseinandersetzen würden?

e. Ist Burnout wirklich eine Krankheit?

Wenn Belastungen und Anforderungen zu übermächtig sind und zu lange andauern, dann geraten Menschen in eine gefährliche Abwärtsspirale, die man inzwischen landläufig und fast schon inflationär als *Burnout* bezeichnet. Das Tückische an dieser Entwicklung ist der schleichende Verlauf, der zu Beginn mit einer verstärkten Aktivität und Anstrengung einhergeht, um die subtile und doch spürbare Minderleistung wettzumachen, um im weiteren Verlauf in eine Haltung der Abwehr, des Rückzugs überzugehen, bei der am Schluss die Isolation, der Zusammenbruch und nicht ganz selten sogar der Suizid steht. Darüber steht die Frage des eigenen individuellen Scheiterns, der Schuld, des Versagens angesichts permanenter Herausforderungen.

Wir leben in einer Welt, die niemals zuvor eine so große Menge an Wissen zur Verfügung hatte, gleichzeitig fehlt uns eine ordnende, klärende und sortierende Instanz, die man vielleicht als Weisheit bezeichnen könnte. Wäre es nicht denkbar, dass die epidemie-artig um sich greifende individuelle und kollektive Erschöpfung ein äußerst kluger und dennoch verzweifelter letzter Versuch des Organismus ist, den offensichtlich eingeschlagenen Weg in den Zusammenbruch noch zu verhindern und abzuwenden? Eine Notbremse in einem Zug, der führerlos mit hoher Geschwindigkeit alle Stoppsignale überfährt, alle Weichen übersieht und in einen Bahnhof einzufahren droht mit der Gefahr, nur Hilflosigkeit, Chaos und Zerstörung zu hinterlassen.

Somit würde uns dieser Nothalt vor noch Schlimmerem bewahren und uns zwingen, unsere eingeschlagene Richtung zu überdenken und falls nötig, eine Kurskorrektur einzuschlagen.

Wenn wir von Krankheit reden, denken wir zumeist reflexartig daran, diese zu bekämpfen, zu beseitigen und den alten Zustand wiederherzustellen.

Was aber wäre, wenn uns der bisherige Lebensstil nicht wirklich zuträglich ist, wenn er uns immer mehr von unserer Lebensenergie raubt, uns immer mehr entfremdet von unserer eigentlichen Berufung und uns unter Vorspiegelung falscher Tatsachen immer kränker und immer ärmer werden lässt?

2. Wer hat das Sagen?

a. Geist und Gehirn – das große Rätsel

Wir sind zu Recht sehr stolz auf die Errungenschaften unserer modernen Welt mit all den unglaublichen Möglichkeiten, die uns unsere Technik, unsere Wissenschaft und nicht zuletzt unsere Medizin bietet. Möglich wurde dies vor allem durch einen sehr jungen Teil in unserem Gehirn, dem Neocortex, der Großhirnrinde, die sich helmartig über die älteren Gehirnanteile gelegt hat und unser logisches und analytisches Denken maßgeblich bestimmt und steuert. Wir vergessen darüber aber in unserem Eifer, dass wir auch Besitzer eines Säugetiergehirns sind, viele Millionen Jahre älter und Bewahrer all dessen, was mit Emotionen und Gefühlen assoziiert wird.

Hier hat das limbische System seinen Platz, hier versammelt sich all das, was wir uns in den letzten abertausend Jahren durch unsere Erfahrungen mit anderen Lebewesen im Verlauf unserer Entwicklung zum Menschsein eingeprägt haben.

Einer besonderen Bedeutung kommt hier dem blauen Mandelkern (*lat. Amygdala*) zu, den Feuermeldern, die sofort im wahrsten Sinne des Wortes feuern, wenn Gefahr im Verzug ist. Dort findet sich aber auch der *Hippocampus* (lat. Seepferdchen), der für Gedächtnisinhalte, für das Erinnern, und möglicherweise auch für das, was wir als Körpergedächtnis bezeichnen, zuständig ist. Abgespeichert sind dort nicht nur die Erfahrungen aus unserer Entwicklung als Spezies, sondern auch die Erfahrungen aus unserer eigenen Entwicklung, die wir vor allem mit den wichtigsten Bezugspersonen zu Beginn unseres Lebens gemacht haben. Diese werden deshalb in der Fachsprache auch als sogenannte frühkindliche Bindungserfahrungen bezeichnet.

Durch diese meist frühen Erfahrungen im Leben werden die Grundsteine dafür gelegt, ob sich ein Mensch in seinem späteren Leben sicher, gehalten und geborgen fühlt oder ob er ständig auf der Suche, in Alarmbereitschaft, mit anderen Worten chronisch gestresst ist. Viele dieser frühen Erlebnisse und nachhaltig prägenden Erfahrungen sind uns nicht mehr direkt zugänglich, entweder weil sie sehr früh stattgefunden haben, oder aber weil sie so bedrohlich für uns waren, dass sie verdrängt, vom Bewusstsein abgespalten und quasi versteckt werden mussten.

Wenn wir uns im Gehirn in noch tiefere Regionen vorwagen, gelangen wir in einen entwicklungsgeschichtlich noch früheren, noch älteren Hirnanteil, den Hirnstamm. Hier werden Atmung, Blutdruck, Wärmehaushalt und zahlreiche enorm wichtige physiologische Parameter überwacht und reguliert, ohne die ein Leben nicht möglich wäre. Gleichzeitig sind dort aber auch sämtliche Informationen, basierend auf uralten Erfahrungen vom Beginn des Lebens auf diesem Planeten, gespeichert und in Sekundenbruchteilen abrufbar, wenn es um die Frage des Überlebens in höchster Not geht, also um Kampf oder Flucht. Wenn jedoch aus bestimmten Gründen weder Kampf noch Flucht möglich waren, weil der Gegner zu stark und übermächtig oder der Fluchtweg versperrt war, wird aus genau diesem Hirnanteil ein Reflex aktiviert – in die Forschung als *Polyvagal-Theorie*[8] eingegangen –, der es vielleicht als letzten verzweifelten Ausweg ermöglicht, doch noch zu überleben, der Totstellreflex.

In einem solchen Moment höchster Bedrohung auf die Signale aus Mittel- oder Großhirn zu warten, wäre ein nicht zu verantwortendes Risiko und im schlechtesten Fall eine Katastrophe. Dies würde wertvolle Sekundenbruchteile kosten, die am Schluss fehlen könnten, wenn es um die Frage geht, zu sterben oder zu überleben.

---

8 Porges, S.W. (2001). The Polyvagal Theory: Phylogenetic substrates of a social nervous system. International Journal of Psychophysiology, 42, 123–146

Unser Organismus macht übrigens keine Unterschiede in seiner Reaktion darauf, ob es sich um reale Ereignisse handelt oder ob sie sich nur virtuell abspielen, in unserem Kopfkino eben. Die Auswirkungen auf den Körper und die Psyche sind dieselben.

Die Forscher sprechen denn auch vom *Felt sense*, etwa zu übersetzen mit intuitivem Körperfühlwissen. Gemeint ist die Einbeziehung von Kopf und Bauch, von Verstand und Gefühl in einen Entscheidungsprozess.

Wir sollten uns aber auf unserer gemeinsamen Reise auch noch unterhalten über das, was wir den Geist oder auch das Bewusstsein nennen. Mit dem Gehirn haben wir ja schon kurz Bekanntschaft gemacht. Was aber ist unter Geist zu verstehen? Je nachdem, ob wir diese Frage an Mediziner, Psychologen, Biologen, Physiker oder Theologen richten, erhalten wir sehr unterschiedliche Antworten. Zur Frage des Bewusstseins wird dem Neurowissenschaftler John Eccles folgender Ausspruch zugeschrieben: *wenn du denkst, dass das Bewusstsein im Gehirn sitzt, hast du deine Neuroanatomie schlecht gelernt.*

Eine sehr praktikable und sinnvolle Definition für das Phänomen des Geistes hat Daniel Siegel geprägt. Er beschreibt den Geist als einen Prozess in uns, durch den der Fluss von Information und Energie in unserem Körper und unseren Beziehungen reguliert wird[9].

Das schwierige Verhältnis von Geist und Gehirn

Eine der spannendsten und rätselhaftesten Fragen der modernen Wissenschaft ist, wie sich Gehirn und Geist zueinander verhalten. Erweitern wir diesen Blickwinkel ein wenig, dann kann man auch allgemeiner fragen, wie Körper und Bewusstsein, Leib und Seele oder Geist und Materie zueinander in Beziehung ste-

9 Daniel Siegel (2015) Handbuch der Interpersonellen Neurobiologie, Arbor Verlag

hen. Allen diesen Begriffspaaren ist gemein, dass sie sich auf zwei Bereiche beziehen, die von uns fundamental unterschiedlich erfahren werden. In unserem Erleben können wir eindeutig geistig-mentale und körperlich-materielle Aspekte voneinander unterscheiden. Die Welt scheint aus zwei unterschiedlichen Qualitäten zu bestehen.

Gemäß diesem Alltagserleben haben sich auch unsere wissenschaftlichen Konzepte von der Welt entwickelt. In der Medizin zum Beispiel wird fast ausschließlich von einem materiellen-körperlichen Aspekt ausgegangen, der das mentale weitestgehend ausschließt. Die geistigen Aspekte werden an spezielle Disziplinen delegiert, zum Beispiel an die Psychiatrie, die Psychosomatik oder die Psychologie. Entsprechend sind die meisten konventionellen medizinischen Bereiche vom Bild des »Menschen als einer komplexen Maschine« geprägt. In dieser komplizierten Maschine laufen viele physiologische Prozesse nach mechanischen Regeln ab. Kommt es zu Störungen, kann man diese – ähnlich wie in der Autowerkstatt – durch einen Eingriff in die Mechanik, sei es chirurgisch oder auch mit Medikamenten, wieder neu regulieren. Der Geist oder das Bewusstsein kommen in diesem Modell nicht vor. Für diese Art der Medizin scheint es irrelevant, ob der Patient oder die Patientin bei Bewusstsein ist oder nicht. Wenn Sie sich je gefragt haben, warum sich in unserer hochentwickelten Medizin oft so wenig Menschlichkeit findet, liegt die Ursache vermutlich an diesem vorherrschenden Maschinenparadigma.

Nun zeigen aber viele neuere Forschungsergebnisse, dass diese Trennung in Geist und Körper gar nicht so eindeutig ist. Unser psychisches Erleben scheint nicht nur den Verlauf verschiedener Erkrankungen mitzubestimmen, sondern kann sogar als Auslöser für Veränderungen auftreten. Im angesprochenen Forschungszweig der Psychoneuroimmunologie zeigt sich, dass das psychische Erleben mit dem Nervensystem und dem Immunsystem eine eng verflochtene Einheit bildet, bei der die einzelnen Komponenten nicht zu separieren sind. Auch der Placebo-Effekt zeigt deutlich, dass das bewusste Erleben mit körperlichen Aspekten zusammenhängt. Eine inhaltsleere Zuckerpille kann auf einmal die gleiche Schmerzlinderung bewirken wie ein Schmerzmittel. Dieser enge Zusammenhang zwischen Geist und Körper deckt sich auch mit einem zweiten eher gefühlsmäßigen Aspekt unseres Alltagserlebens. Hier wissen wir scheinbar intuitiv – obwohl wir Geist und Körper so unterschiedlich erleben – dass diese doch eine Einheit bilden und ein Gemeinsames darstellen.

Für die wissenschaftliche Betrachtung kommt es hier nun zu einem größeren Problem. Denn die Bereiche Geist/Bewusstsein einerseits und Körper/Materie andererseits sind so unterschiedlich, dass wir sie nicht in ein gemeinsames wissenschaftliches Weltbild bringen können.

Der häufigste Lösungsvorschlag für dieses Problem lautet, dass das Gehirn, das komplexeste Organ unseres Organismus, das Bewusstsein hervorbringt. Der Geist wird damit auf die Gehirnaktivität zurückgeführt. Wenn wir uns bestimmte Aspekte des Erlebens und Verhaltens erklären wollen, zum Beispiel ängstlich sind, dann gebrauchen wir dafür Beschreibungen der entsprechend parallel laufenden Gehirnaktivität (›die Amygdala feuert‹) und erklären so scheinbar unser Verhalten über den Bauplan und die Funktionsweise des Gehirns. Das scheint Sinn zu machen.

Es gibt jedoch zwei Probleme mit diesem Lösungsvorschlag. Zum einem kann bisher niemand erklären, warum und wie die Verschaltung der Neuronen im Gehirn den Geist hervorbringen.

Der Geist oder das Bewusstsein ist schlicht nicht mit den materiellen physikalischen Begriffen erklärbar, mit denen das Gehirn gut beschrieben werden kann. Und warum sollte überhaupt aus dem Neuronengeflecht ein Bewusstsein entstehen? Wenn das Gehirn doch alles steuert, dann müsste es ja auch ohne gehen, ähnlich wie im Computer. Das zweite Problem ist, dass wenn das Gehirn das Bewusstsein hervorbringt, es schwer zu erklären ist, wie das Bewusstsein nun wiederum das Gehirn steuern könnte. Wie kann eine geistige Qualität in die physikalischen und physiologischen Aktivitäten des Gehirns eingreifen? Viele Neurowissenschaftler/innen sehen in ihrer Not daher das Bewusstsein als bedeutungsloses Nebenprodukt (Epiphänomen) und sprechen dem Menschen zum Beispiel den freien Willen ab.

Ein anderer Lösungsvorschlag lautet, dass es eine zugrundeliegende Einheit gibt, die beides, die materiellen und die geistigen Aspekte in sich trägt. Nach diesem Modell gäbe es dann eine »Gehirn-Geist Einheit«, die wir je nach Zugangsperspektive anders erleben. Schauen wir von außen in den Schädel, sehen wir das Gehirn mit seinen Nervenzellen, schauen wir von Innen aus unserer Bewusstseinsperspektive, erleben wir den Geist. Diese Einheit liegt also in zwei ganz unterschiedlichen Erlebenskategorien vor, die nicht zueinander passen. Man nennt dieses Verhältnis der beiden Kategorien zueinander *komplementär*. Obwohl die beiden Erlebniskategorien einander widersprechen, benötigt es beide zu einer vollständigen Beschreibung. Dies klingt zunächst ein bisschen ungewöhnlich, dieses *Komplementaritätsmodell* hat aber einige Vorteile. Wir können hier die Einheit von Geist und Gehirn ebenso gut erklären wir ihre Verschiedenheit. Da wir den Geist nun nicht mehr über das Gehirn erklären müssen, kommt es hier zu keiner Abwertung des Bewusstseins.

Gesundheit und Krankheit zum Beispiel können dann immer über beide Wege, den des Körpers und den des Geistes erklärt werden. Um den Menschen verstehen zu können, wird neben der Untersuchung des Gehirns auch die Untersuchung des Geistes interessant.

Nun werden Sie sich sicherlich fragen, wie kann man denn den Geist untersuchen? Da gibt es unterschiedliche Methoden, aber eine der besten ist: durch Beobachten der Geistesaktivität in der Meditation.

b. Warum wir süchtig sind nach neuen Reizen

Welche Eigenschaften haben uns das Überleben als Spezies denn eigentlich ermöglicht? Welche Informationen innerhalb der Weitergabe unserer Gene waren so wertvoll, dass sie bis zum heutigen Tage Gültigkeit haben und immer noch so zuverlässig funktionieren?

Kehren wir noch einmal gedanklich zurück in die eingangs schon beschriebenen grauen Vorzeiten unserer Ahnen. Damals war das Überleben des Einzelnen jeden Tag in mehr oder weniger unmittelbarer Gefahr. Das Motto lautete: fressen oder gefressen werden. Wer also nicht als Mahlzeit für ein anderes Tier herhalten wollte, musste extrem wach und aufmerksam sein. Jeder neue Reiz konnte eine potenziell todbringende Gefahr sein. Die Aufmerksamkeit musste blitzschnell auf ein Rascheln im Gras, das Knacken eines Astes oder einen fremdklingenden Laut gerichtet werden. Danach aber war es notwendig, sich möglichst schnell wieder von diesem Focus, sollte sich herausgestellt haben, dass er nicht bedrohlich war, zu lösen, denn im nächsten Augenblick konnte ein anderes Geschehen gefährlich werden. Und nicht zuletzt war es unerlässlich, durchlässig zu sein für neue starke Reize, um ja nichts zu übersehen oder zu überhören. Dies war wirklich eine stressige Zeit. Die Phasen des Rückzugs an einen gesicherten Ort, in eine Höhle oder Behausung mit anderen, waren wahrscheinlich die einzigen Zeiten von Erholung und dringend notwendiger Regeneration.

Was bedeutet dieses Wissen aber für uns heute? Nehmen wir an, einhundert Mal am Tag ertönt ein kleines Signal von Ihrem Smartphone und macht Sie darauf aufmerksam, dass eine neue Nachricht eingegangen ist. Was denken Sie, muss Ihr Organismus mit dieser Information tun? Ignorieren? Nein, er wird das tun, was er gelernt hat, nämlich prompt zu reagieren. Mit anderen Worten, Sie werden über kurz oder lang bei jedem Piepton nachschauen wollen, was denn da im Briefkasten liegt. Natürlich ist es so, dass wir nicht aus Angst vor Bedrohung nachschauen, sondern weil wir uns etwas Positives erhoffen, eine Belohnung quasi. Doch trotzdem fällt es uns unendlich schwer, uns nicht von diesem Piepton ablenken zu lassen und ihn einfach zu ignorieren. Nennen wir dies dann Selbstbestimmung?

Allein dieses kleine und alltägliche Beispiel zeigt uns, dass unser Gehirn und unser Geist, wenn wir sie das machen lassen, worauf sie über Jahrtausende programmiert wurden, uns keine Wahl lassen, etwas anderes zu tun als 100 oder 1000 Mal am Tag wie ein kleines Kind nachzuschauen, welches Geschenk uns denn überbracht wurde.

Wir sind süchtig nach neuen Reizen. Und wir sollten uns dafür nicht verurteilen oder gar bestrafen. Wir können nicht anders. Vorläufig! Aber diese Erkenntnis hat eine Schlüsselfunktion für unser Vorhaben, durch Meditation und Achtsamkeit gesund zu bleiben oder wieder zu werden. Wir können mithilfe unseres Bewusstseins uns selbst verändern, sofern wir erkannt haben, dass dies vielleicht wichtiger für uns und unsere Zukunft ist als vieles andere.

Warum handeln wir so und nicht anders? Weil mit den eingehenden Reizen im Gehirn unser neuronales Belohnungszentrum aktiviert wird. Auf der Erfahrungsebene ist unser Geist in seiner Natur gierig nach Neuem. Von dem, was wir bekommen, wollen wir mehr haben, wenn wir das Gefühl haben, es sei gut für uns. Und als soziale und kommunikative Wesen ist Kontakt ja primär etwas Erstrebenswertes. Also erwarten wir bei jedem »Pling« etwas, was uns gut tut und von dem wir natürlich mehr bekommen wollen. Dies ist die eine Seite der Medaille.

Was bedeutet es aber auf der anderen Seite, ständig erreichbar zu sein, jedem Reiz ungefiltert ausgesetzt zu sein, eine Antwort möglichst rasch geben zu müssen ohne Zeit zum Nachdenken, zum Abwägen zu haben. Es beschleunigt unser Leben ungemein, es macht uns zum Sklaven, es macht abhängig und es macht uns letztendlich depressiv. Unsere Situation ist dann vergleichbar mit dem Esel, dem an einem Stab vor seinem Gesicht eine Karotte dargeboten wird, die er aber trotz aller Anstrengungen niemals erreichen wird.

Aufmerksamkeit ist eine begrenzte Ressource und wir können davon ausgehen, dass unser Organismus nicht für mehrere, ein bestimmtes Maß an Konzentration erfordernde Tätigkeiten gleichzeitig geschaffen ist. Die Aufmerksamkeit muss dabei ständig hin und her springen, muss sich sozusagen teilen. Inzwischen wurde vom Neurowissenschaftler Gary Small der Begriff digitales Aufmerksamkeitsdefizit[10] geprägt.

c. Von realen und virtuellen Welten

Jugendliche berichten ihren Gleichaltrigen stolz, sie hätten mehrere Hundert Freunde. Genauer nachgefragt stellt sich heraus, dass dabei manchmal kein einziger darunter ist, den man persönlich kennt, dem man direkt in die Augen geschaut hat oder mit dem man sich gerauft hat oder anderen direkten Kontakt hatte.

In Deutschland werden täglich mehrere Hundert Millionen SMS gesendet. Die Anzahl der Mobilfunkverträge hat die Einhundertmillionen-Marke allein in Deutschland längst überschritten (bei stagnierender Einwohnerzahl). Das virtuelle Kommunikationskarussell dreht sich immer schneller. Die totale Vernetzung ist Realität geworden.

Wirkliche Weisheit bekommt man nicht in sozialen Medien. Vielmehr droht dort Vereinsamung und geistige Umweltverschmutzung[11]. Dieser bedenkenswerte Satz stammt vom der-

10 Small, Gary W., Gigi Vorgan, 2008, IBrain: Surviving the Technological Alteration of the Modern Mind. New York: Collins Living

11 Papst Franziskus, (2015) Enzyklika Laudato Si

zeitigen Papst Franziskus und weist auf diese zunehmende Problematik punktgenau hin.

Wir müssen selbst entscheiden, ob wir zu ohnmächtigen, ausgelieferten und abhängigen Konsumenten werden, im Hintergrund gesteuert durch ein nur von Verkaufszahlen, Absatzmärkten und Renditen dirigiertes System, oder ob wir mündige Individuen sind, die autonom und klug jeweils eigenständig entscheiden, was taugt oder eben auch nicht. Die Zahl der vor allem jugendlichen Internetsüchtigen mit den unausweichlichen Folgen eines dysfunktionalen Sozialverhaltens steigt rasant an. Der Psychiater und Medientherapeut Bert te Wildt bezeichnet in seinem Buch[12] das Smartphone als Suchtmittel und Einstiegsdroge. Nach seinen Schätzungen sind bereits 5 Millionen Internetbenutzer süchtig oder suchtgefährdet.

Es scheint, dass sich das, was wir Leben nennen, gänzlich aus unserem Körper in unser Gehirn verlagert. Der Hirnforscher Gerald Hüther[13] geht davon aus, dass sich nur die neuronalen Netzwerke langfristig ausbilden, die in der realen Lebenswelt regelmäßig aktiviert würden. Um die wichtigsten neuronalen Schaltkreise im Hirn aufzubauen und den Geist gut auszubilden bräuchten Kinder aber vor allem eines, eigene Körpererfahrungen (z.B. toben, turnen, auf Bäume klettern und vieles mehr).

Die Wissenschaft spricht von *Embodiment*[14], der Annahme, dass Bewusstsein einen Körper benötigt. Gemeint ist damit, dass wir verkörperte Wesen sind, ausgestattet mit einem Hochleistungscomputer, unserem Nervensystem, unser Gehirn eingeschlossen, und einem Geist. Hier wird deutlich, dass Körper

12 Te Wildt B. (2015) Digital Junkies. Internetabhängigkeit und ihre Folgen für uns und unsere Kinder. Droemer-Verlag

13 Hüther G., (2011) Was wir sind und was wir sein könnten. Ein neurobiologischer Muntermacher, S. Fischer Verlag

14 Storch, Cantieni, Hüther, Tschacher, Embodiment, (2011) Die Wechselwirkung von Körper und Psyche verstehen und nutzen, Verlag Hans Huber

und Psyche, Soma und Seele nicht voneinander zu trennen sind. Was passiert aber, wenn wir unseren Körper abkoppeln und ihn im schlechtesten Fall nur noch als lästiges Vehikel sehen, zu träge, zu langsam und vor allem zu altmodisch für die digitale neue Welt?

Sind wir auf dem Weg, uns eine neue Welt zu erschaffen, körperlos, digitalisiert und virtuell? Könnte es sein, dass Burnout, verstanden im Sinne einer generellen körperlichen und psychischen tiefgreifenden und anhaltenden Erschöpfung, eine zwangsläufige Folgeerscheinung ist aufgrund dieser künstlichen Trennung von Teilen, die unabdingbar zusammengehören?

Wir werden uns zu einem späteren Zeitpunkt nochmals der Frage nach dem möglichen Sinn des Lebens, der Frage nach Krankheit und Gesundheit widmen.

d. Unsere Biosoftware – Update gefällig?

Menschen, wie wir sie heute kennen, existieren nach Schätzungen seit ca. zweihunderttausend Jahren. Wir haben uns evolutionsbiologisch ständig weiterentwickelt nach dem Motto der Natur »*use it or lose it*« (benütze es oder verliere es).

Jetzt ist aber Folgendes wichtig: die Gene mitsamt den hinterlegten Informationen, die uns zu dem gemacht haben, was und wie wir sind, kodieren immer noch dieselben Informationen wie vor, sagen wir 30 000 Jahren. Damals waren unsere Vorfahren am Tag bis zu 30 km zu Fuß unterwegs. Sie wissen, wie weit die Durchschnittsstrecke eines typischen Mitteleuropäers heutzutage zu Fuß ist? Nein. Es sind großzügig gemessen ungefähr 500 Meter. Und noch ein gravierender Unterschied war vorhanden. Es gab keine allzeit übervoll ausgestatteten Supermarktregale und Kühlschränke. Das bedeutete, wenn man was zu essen wollte, musste man sich körperlich anstrengen. Und es gab Zeiten, da war nichts Essbares vorhanden – wohl dem, der in guten Zeiten ausreichende Fettpolster angesammelt hatte. Was dieser kurze Rückblick zeigen möchte ist, dass wir immer noch von den damals programmierten Strukturen bestimmt sind. Sie ahnen jetzt vielleicht auch, warum die Zahl der Übergewichtigen und der Diabetiker, der Herz-Kreislauferkrankungen und auch die Krebsrate stetig steigt?

3. Medizin und Gesundheit

a. Alles nur Biochemie?

Säugetiere, zu denen auch wir Menschen gehören, bestehen aus einem unvorstellbar komplexen Zusammenschluss verschiedenster hochspezialisierter Zellen, Organe und Systeme, die wir im Detail immer noch nicht in ihrer ganzen Tiefe und Tragweite kennen und verstehen. Man kann davon ausgehen, dass wir nur einen Bruchteil von dem begreifen, was sich allein in unserem Körper abspielt.

Unsere reduktionistische Form der Wissenschaft ist jedoch bis tief in kleinste submolekulare Gebiete eingedrungen und hat eine immense Fülle an Wissen hervorgebracht. Auf der Strecke geblieben ist eine Form der Betrachtung, deren Ziel es sein könnte, Zusammenhänge, übergeordnete Prinzipien, vielleicht ein Metaverständnis hervorzubringen und somit das immense Detailwissen in einen größeren Sinnzusammenhang zu stellen.

Ein regelrechter Paradigmenwechsel in der Medizin ist entstanden, als sich das Augenmerk weg von der Pathogenese, also dem Krankmachenden, hin zur Salutogenese, zu dem was gesund erhält, zu richten begann.

Der Medizinsoziologe Antonovsky sprach vom *Sense of Coherence*[15], dem Kohärenzgefühl, einer Eigenschaft die Menschen benötigen, um gesund zu bleiben. Nach seinen Forschungen sind die Voraussetzungen, dass ein Mensch gesund bleibt, darin begründet, dass er Ereignisse in seinem Leben als verstehbar, als handhabbar und vor allem als sinnhaft erlebt.

15 Bischof M. (2010) Salutogenese. Unterwegs zur Gesundheit: Neue Gesundheitsmodelle und die Entstehung einer integrierten Medizin, Drachen-Verlag

Neurowissenschaftler sprechen inzwischen von *neuronaler Glückseligkeit.* Gemeint sind messbare Veränderungen im Gehirn von meditierenden Menschen und die dazu gehörenden Gefühlszustände. Diese und andere noch zu benennende Erkenntnisse aus der Hirnforschung verhelfen einer bis vor nicht allzu langer Zeit als esoterische Gefühlsduselei bezeichneten Methode wie der Meditation, aus dieser Ecke endlich herauszutreten.

Sagen uns nicht die alten spirituellen Traditionen in ihren Worten genau dasselbe schon seit langer Zeit, wie jetzt plötzlich die Neurowissenschaften? Und berichten nicht zahlreiche Menschen aller Kulturen von ähnlichen Erfahrungen und Erlebnissen mit dem, was wir meditieren nennen, auch ohne dass sie an hochsensible technische Messinstrumente angeschlossen sind? Hat es weniger Aussagekraft und ist weniger glaubwürdig, wenn es nicht objektivierbar, nicht messbar und vor allem nicht exakt reproduzierbar ist?

Die Neurobiologie der Phänomene, die sich einstellen beim Meditieren, und ihre Auswirkung auf vielfältige biochemische und neuroimmunologische Prozesse sind eine Sache. Die Wirkung auf psychischer und seelischer Ebene aber eine andere, die allerdings von nicht minder hoher Bedeutung für den einzelnen ist. Auch hier könnten wir einfach wieder auf unser Körperfühlwissen achten, dieses untrügliche Zeichen in uns, um zu erkennen, ob uns eine Sache gut tut und hilfreich ist oder eben auch nicht.

Der Neurowissenschaftler Damasio[16] geht sogar davon aus, dass die Repräsentanz unseres Körpers die Grundmelodie des Bewusstseins ausmacht. Das würde bedeuten, dass unser Organismus gleichsam das Fundament unseres Bewusstseins ver-

16 Walach, H. Wittmann, M. Schmidt, S. Neurobiologische Grundlagen der Osteopathie. In Matthias Beck, Johannes Mayer, Clive Standen (in press). Textbook: Osteopathic Medicine. Elsevier, München

körpert. Wenn dies so ist, täten wir sehr gut daran, diesem Organismus unsere ungeteilte Aufmerksamkeit zu schenken.

Professor Wolf Singer, ehemals Direktor des Max-Planck-Instituts für Hirnforschung in Frankfurt sagte sinngemäß, dass sich beim Meditieren ein Gefühl einstellen würde, das uns signalisiere, dass jetzt im Moment alles passt, alles stimmig sei[17].

Der Neurobiologie Ulrich Ott[18] spricht in diesem Zusammenhang von einem geistigen Equilibrium. Er meint damit einen Zustand, in dem sich alles in Balance befindet. Diese Beschreibungen von Wissenschaftlern deuten darauf hin, dass Meditation allerdings deutlich mehr ist als die Veränderung biochemischer Konzentrationen in unseren Körpersäften.

Die Rolle der Wissenschaft in unserer Gesellschaft

Wenn Sie folgende drei Sätze lesen, welcher könnte dann am ehesten dazu führen, dass Sie einen positiven Eindruck von Meditation bekommen?

(1) »Ich habe die Erfahrung gemacht, dass Meditation mir guttut.«

(2) »Psycholog/innen haben herausgefunden, dass Meditation das Wohlbefinden steigert.«

(3) »Neurowissenschaftler/innen haben herausgefunden, dass Meditation das Gehirn verändert.«

Vielleicht war es bei Ihnen anders, aber die meisten Menschen sind vom dritten Satz am meisten beeindruckt, gefolgt vom zweiten, und dann kommt der erste. Das bedeutet, dass wir der Wissenschaft mehr Glauben schenken als der Erfahrung des Einzelnen, und es bedeutet auch, dass wir den mehr naturwissen-

17 Frequenz der Stille, Bayerischer Rundfunk, 2006
18 Frequenz der Stille, Bayerischer Rundfunk, 2006

schaftlich ausgerichteten Neurowissenschaften mehr Glauben schenken als zum Beispiel der Psychologie. Dieses Prinzip finden Sie nahezu überall. Wenn Sie ein neues Produkt verkaufen wollen, dann schreiben Sie am besten drauf: »Wissenschaftler/innen haben herausgefunden, dass dieses Produkt, ...« Jeder Satz der so beginnt erfährt eine erhöhte Wertigkeit.

Die Wissenschaft hat in unserer heutigen Zeit die zentrale Funktion übernommen, das zu definieren, was in einer Gesellschaft als richtig oder falsch angesehen wird. Diese Rolle einer kollektiven Wahrheitsdefinition wird in sozialen Zusammenhängen immer benötigt. Früher waren es eben die Schamanen und dann die Theologen, die definiert haben, was wahr und falsch und auch was gut und schlecht ist. Seit der Aufklärung ist es hier zu einem Wandel gekommen. Die Autorität liegt jetzt offenbar nicht mehr bei einzelnen Personen, sondern bei einem bestimmten Verfahren, dem wissenschaftlichen Vorgehen. Wir bekommen jetzt scheinbar objektive Erkenntnisse und haben uns der Willkür einzelner so entzogen. Aber ist dem auch wirklich so?

Lassen Sie uns den modernen Wissenschaftsapparat in seiner Funktion als kollektiver Welterklärungsmaschine mal genauer anschauen. Da werden wir interessante Entdeckungen machen:

Wissenschaft macht sich lediglich ein Modell von der Welt, bildet aber nie die Welt selbst ab.
In der Wissenschaft macht man sich viele Gedanken darüber, was wir wirklich über die Welt in Erfahrung bringen können. Letztendlich ist es fast unmöglich, Aussagen über die Realität, also über die Welt an sich, zu machen. Denn alles Denken und Tun geht vom menschlichen Bewusstsein und dessen Blick auf die Welt aus. Dieses macht sich immer nur ein Modell von der Welt und wir können nie wissen, wie gut die Übereinstimmung ist. Albert Einstein sagt dazu »Je mehr eine Kultur begreift, dass

ihr aktuelles Weltbild eine Fiktion ist, desto höher ihr wissenschaftliches Niveau«.

Wissenschaft ist nicht stabil.
Diese Modelle von der Welt sind natürlich auch immer vorläufig. Und so kann das, was heute als Fakt erscheint, morgen schon ganz anders bewertet werden. Das ist Ihnen sicherlich auch schon oft zugestoßen. Mal ist der Kaffee gesundheitsschädlich und mal gesundheitsförderlich. Der doppelte Nobelpreisträger Linus Pauling meinte dazu: »Wissenschaft ist Irrtum auf den letzten Stand gebracht.«

Wissenschaft ist mehr sozial verhandelt als objektiv.
Wie man Wissenschaft zu betreiben hat, ist nicht etwa von der Natur vorgegeben, sondern ein Produkt der Menschen. Jede Wissenschaft beginnt mit unbewiesenen Vorannahmen und einem methodischen Vorgehen. Auf diese Grundbedingungen, die alles weitere bestimmen, haben sich ein paar kluge Köpfe geeinigt. Das heißt aber nicht, dass diese unumstößlich sind. In der Medizin und Psychologie geht man zum Beispiel davon aus, dass ein bestimmtes Ergebnis bedeutsam ist, wenn in der Statistik eine Schwelle von einem Signifikanzniveau unterschritten wird (0,05). Diese Schwelle ist daher absolut maßgeblich. Wer bei 0,04 landet, kann seine Hypothese als bestätigt ansehen, wer bei 0,06 landet, nicht. Die Grenze selbst ist aber nicht gottgegeben, sondern sozial verhandelt, und damit auch alles, was aus dieser Grenze folgt.

Wissenschaft ist von Machtaspekten geprägt.
Insgesamt arbeiten heute mehr Wissenschaftler/innen auf der Erde als jemals zuvor gelebt haben. Der wissenschaftliche Apparat und die hervorgebrachten Erkenntnisse sind gigantisch. Man kann heute mit Fug und Recht behaupten, dass nahezu jedes Wissen herstellbar ist, wenn man über die entsprechenden finanziellen Ressourcen verfügt. Damit bestimmen aber Geld und

Macht, welches Wissen es gibt. So hat man zum Beispiel lange Jahre riesige Summen in die Erforschung der Kernenergie gesteckt, aber kaum Geld für die Erforschung von erneuerbaren Energien aufgewendet. Entsprechend sah es dann auch lange so aus, als ob nur mit Kernenergie die Energieversorgung gesichert werden könne. Ein anderes Beispiel kommt aus der Medizin. Obwohl ca. 70 % der Menschen in Deutschland bereits komplementärmedizinische Verfahren in Anspruch genommen haben[19], gibt es kein offizielles Forschungsprogramm diese Methoden wissenschaftlich zu untersuchen. Das öffentliche Geld für medizinische Forschung fließt weitgehend in eine materiell geprägte Medizin, dazu kommen dann noch die Gelder aus der Pharmaindustrie. Hersteller komplementärmedizinischer Produkte können es nicht mit den Budgets der Pharmariesen aufnehmen. So werden ihre Produkte auch immer schlechter beforscht sein.

Man sieht also, entgegen der landläufigen Meinung sind wissenschaftliche Fakten doch in einem gewissen Maße relativ. Sie sind also nicht nur objektiver Ausdruck dessen, was wir über die Welt zu wissen meinen, sondern im gleichen Maße auch Produkte sozialer Interaktion, die die gesellschaftlichen Bedürfnisse und Verhältnisse widerspiegeln.

b. Die Bedeutung der Epigenetik

Lange Zeit waren sich die Forscher einig, dass die Vererbung der entscheidende Vorgang sei für die Ausgestaltung und den Werdegang eines Lebewesens. In bestimmten Bereichen ist dies auch zweifelsfrei belegt.

---

19 Linde, K., Alscher, A., Friedrichs, C., Joos, S., & Schneider, A. (2014). Die Verwendung von Naturheilverfahren, komplementären und alternativen Therapien in Deutschland – eine systematische Übersicht bundesweiter Erhebungen. Forschende Komplementärmedizin / Research in Complementary Medicine, 21(2), 111-118. http://doi.org/10.1159/000360917

Jüngere Forschungsergebnisse zeigen uns aber unmissverständlich, dass die Umwelt eine nicht zu unterschätzende Rolle innerhalb der Entwicklung eines Menschen spielt. Proteine (körpereigene Eiweißstrukturen) können gewisse Gene ab- oder anschalten, aktivieren oder inaktivieren.

Eine Untersuchung aus dem Jahr 2013, veröffentlicht im Fachjournal Psychoneuroendocrinology[20] erbrachte, dass bereits eine eintägige Meditation über epigenetische Wege entzündungshemmende Vorgänge im Körper positiv beeinflussen kann.

Epigenetische Veränderungen können auch über mehrere Generationen hinweg wirksam werden, ohne dass sich der eigentliche genetische Code dabei geändert hat. Diese Erkenntnis ist im Hinblick auf unseren Ausgangspunkt, dass Stress einer der Hauptgründe für Krankheit darstellt, sehr bedeutsam.

Könnte es also möglich sein, allein durch eine Methode wie die der Meditation auf den genetischen Code in der Weise einzuwirken (und ohne diesen selbst zu verändern), dass ein neues zelluläres oder molekulares Muster entsteht, eines, das Geist und Körper eher in Richtung Balance und Gesundung modifiziert und tiefgreifende Genesungsprozesse auf einer ganzheitlichen Ebene in Gang setzt? Der Neurobiologe und Wissenschaftsjournalist Peter Spork spricht in diesem Zusammenhang auch vom *Zweiten Code*[21].

Veränderungen in der Art und Weise, wie wir denken und fühlen, also wie wir unser Leben führen, könnten sich dann nicht nur in unterschiedlichen Mustern im Gehirn, darstellbar im EEG (Elektroenzephalogramm) als veränderte elektrische Aktivität abbilden, sondern auch auf molekularer Ebene eine

---

20 Kaliman P et al., (2014) Rapid changes in histone deacetylases and inflammatory gene expression in expert meditators, Psychoneuroendocrinology. 40:96-107

21 Spork P., (2009) Der Zweite Code. Epigenetik – oder wie wir unser Erbgut steuern können. Rowohlt Verlag

Veränderung unserer Körperchemie bewirken und somit auf allen Ebenen unseres Seins zu einem tiefgreifenden Wandel in unserem gesamten Leben führen.

Es ist aber anzumerken, dass es uns im Eigentlichen nicht um die biochemische oder elektrophysiologische Reaktion geht, sondern vielmehr um die subjektive Wahrnehmung und die daraus entstehenden Veränderungen im realen und praktischen Leben.

Es soll aber betont werden, dass auch die Epigenetik nur einen kleinen Ausschnitt aus der Komplexität dessen, was wir Leben nennen, darstellt und keineswegs als allein maßgeblich gelten kann.

Damit wären wir aber nicht mehr, wie im schlechtesten Fall, Opfer unserer Gene, die wir zu Beginn unseres Lebens mitbekommen haben, sondern würden uns emporschwingen zu einem Mitschöpfer und Gestalter, ja zu einem Baumeister in unserem eigenen Lebensbauplan.

Dass beachtliche, bislang für eher nicht als wahrscheinlich gehaltene Veränderungen möglich sind, zeigen Studien wie beispielsweise die Untersuchung der Psychologin Britta Hölzel[22]. Bereits ein achtwöchiges Meditationstraining von Menschen ohne entsprechende Vorerfahrung verändert strukturell das Gehirn in der Weise, dass Regionen, die für Angst und Stress zuständig sind wie die blauen Mandelkerne, in ihrer Dichte (gemessen im sogenannten funktionellen Magnetresonanztomographen, fMRT) verringert werden, und Bereiche wie der Hippocampus, zuständig für Gedächtnis und Erinnerung, in ihrer Dichte zunehmen. Wenn also ein nur acht Wochen umfassendes Training derart messbare strukturelle und materielle Veränderungen bewirkt, was ist dann möglich, wenn sich Men-

22 Hölzel et al., (2010) Stress reduction correlates with structural changes in the amygdala. See comment in PubMed Commons below Soc Cogn Affect Neurosci. 2010 Mar;5(1):11-17

schen entschließen, ein solches Training in ihren Lebensalltag einzubeziehen und zur täglichen Routine werden zu lassen wie das Zähneputzen.

An dieser Stelle kommt eine ehemalige Kursteilnehmerin an einem Achtsamkeitsseminar, Frau M. G., zu Wort:

Können Sie sich erinnern, wodurch Sie auf das Thema »Achtsamkeit« aufmerksam geworden sind und weshalb Sie dann einen MBSR-Kurs besucht haben?
2010 hatte ich undefinierbare gesundheitliche Probleme, die sich als Nahrungsmittelintoleranzen herauskristallisierten. Hinzu kamen dauerhafte Ein- und Durchschlafprobleme. Im Herbst 2011 war ich nahe einem Burnout. In dieser Zeit fing ich an, nach Lösungen zu suchen. Unter anderem stieß ich auf das Buch »Im Alltag Ruhe finden« von Jon Kabat-Zinn. Nach einem Teil der Lektüre war mir klar, dass ich die Umsetzung nicht alleine schaffe. Es gab noch unzählige andere Bücher anderer Autoren. Zufällig stieß ich im Frühjahr 2013 in der Zeitschrift »Brigitte« auf einen Artikel über MBSR mit dem Hinweis auf eine Internetseite. Dort suchte ich nach Kurs-Anbietern in unserem PLZ-Gebiet und war völlig überrascht, dass genau eine Woche später ein Informationsabend ganz in der Nähe angeboten wurde.

Wie waren Ihre Erfahrungen in diesem Kurs? Was war besonders wichtig für Sie persönlich? Was ist sozusagen »hängen« geblieben?

- Die Teilnehmer hatten fast alle ähnliche Probleme und Erfahrungen gemacht. Ich war keine Ausnahme.
- Die Kursstunden waren absolute Entspannung, wie ich sie schon lange nicht mehr gespürt habe.
- Wichtig war auch der Hinweis, dass man jeden Tag wieder neu beginnen kann. Gestern war gestern, und heute gibt es eine neue Chance, »Sich den Anfängergeist bewahren«.
- Zuerst waren die Bedenken, nicht die tägliche Zeit für das

Üben aufzubringen. Ich hatte ja sowieso so wenig Zeit und war überrascht, es dennoch beinahe täglich zu schaffen.
- »Nicht bewerten«, das war für mich der entscheidende Satz, den ich verinnerlicht habe – bis heute.

Wie hat sich Ihr Leben durch »Achtsamkeit« verändert? In welchen Bereichen?
- Ich habe wieder den Kontakt zu mir bekommen, der über die Jahre »verschüttet« worden war: Zuviel Arbeit, zu viel Verantwortung, zu viele Erwartungen von anderen, denen ich gerecht werden wollte, … Ich war immer die Letzte in der Reihe und hatte das Gefühl, nie dran zu kommen.
- Nach dem ersten Kurs wusste ich, dass Meditation mein »Ventil« ist und Achtsamkeit die Möglichkeit in sich birgt, meine Einstellung zu mir und meinem Leben zu verändern. Wie so oft halten die Erfahrungen und guten Vorsätze nur eine Weile. Daher besuchte ich auch den zweiten Kurs, um erneut den Einstieg zu meinen Vorsätzen zu schaffen und die Entspannung in den Kursstunden zu spüren.
- Inzwischen ist Achtsamkeit mein täglicher Begleiter, besonders in anstrengenden oder stressigen Situationen. Ich habe gelernt, dann die Situation mit Abstand aus einer anderen Perspektive zu beleuchten. Dieser kleine Abstand hilft, Ruhe zu bewahren und so eine bessere Lösung für ein Problem zu finden.
- Wenn ich nachts aufwache, schaffe ich es sehr häufig, die Gedanken, die mich beschäftigen, wieder auszublenden und mich auf den Atem zu konzentrieren. Ich kann dann schneller wieder einschlafen.

Meditieren Sie in irgendeiner Form (seit Beendigung des Kurses)? In welcher Form?
Ja, mindestens einmal 10 Minuten täglich, meistens im Sitzen oder auf dem Bänkchen, das ich mir nach Abschluss des zweiten Kurses gekauft habe: Ohne Musik, einfach nur in der Stille

sitzen, versuchen, an nichts zu denken, alles loszulassen. Diese Art des Meditierens kann man überall praktizieren, im Zug, im Wartezimmer beim Arzt, in der Pause im Büro, …

Was würden Sie gestressten, kranken oder auch gesunden Menschen aufgrund Ihrer eigenen Erfahrungen, die Sie mit MBSR gemacht haben, raten?
Es lohnt sich, egal in welcher Lebenssituation, sich intensiv mit MBSR auseinanderzusetzen. Allerdings denke ich, dass es meist besondere (negative) Lebensumstände sind, die zu einer Neuorientierung/Veränderung im Leben und damit ggf. zu MBSR führen.

Wollen Sie den Lesern des Buches noch eine persönliche oder andere Information mit auf den Weg geben zum Thema »Meditation und Achtsamkeit«?
Man kann jederzeit damit beginnen, es ist nicht vom Alter oder anderen Umständen abhängig. Man muss es nur wollen.

c. Chronischer Stress als Trauma-Folge?

In der Wissenschaft spricht man von einem Trauma, wenn ein Ereignis eine vitale Bedrohung darstellt, die Belastung von außen die inneren eigenen Ressourcen übersteigt und gleichzeitig einhergeht mit Gefühlen von Hilflosigkeit, Überwältigt-Sein und Angst, manchmal Todesangst.

Nach einer europaweiten Erhebung hat jede dritte Frau in Europa seit ihrem 15. Lebensjahr schon einmal körperliche und/oder sexuelle Gewalt erfahren[23].

Diese Art von Erfahrungen mobilisieren im Betroffenen alle Mittel der Verteidigung, von dem Versuch zu kämpfen, zu

23 Gewalt gegen Frauen: eine EU-weite Erhebung. Ergebnisse auf einen Blick. FRA – Agentur der Europäischen Union für Grundrechte, 2014

flüchten oder in äußerster Not eben den schon beschriebenen Totstellreflex. Das hat wiederum massive Auswirkungen auf die Biochemie, denn alle Stresshormone werden dabei nicht nur maximal in den Organismus ausgeschüttet, sondern zirkulieren bei anhaltender oder wiederkehrender Gefahr in unphysiologisch hoher Konzentration im Blut des Gestressten mit vielfältigen und zum Teil sehr schädlichen Folgen. Heute ist bekannt, dass ein hoher Cortisolspiegel als Zeichen eines chronisch erhöhten Stressniveaus auch Nervenzellen zerstören kann und damit zumindest Mitauslöser mancher auch schwerer neurologischer Erkrankungen sein kann.

Wenn die Gefahr entsprechend hoch und die Not entsprechend groß ist, bleibt dem Betreffenden nichts anderes übrig, als sich abzuspalten vom aktuellen Geschehen. Dies ist initial ein psychisches Phänomen, hat aber langfristige und nachhaltige Folgen für den ganzen Menschen. In diesem Zusammenhang sprechen Therapeuten auch von *Dissoziation* und meinen damit, dass die betreffende Person aus dem Geschehen gefühlsmäßig und gedanklich aussteigt, weil sonst die Gefahr bestünde, dies nicht zu überleben. Der Körper bleibt alleine zurück. Die Folge ist auf der einen Seite die Spaltung der Gesamtpersönlichkeit in fragmentierte Teile. Nach dem Psychotherapeuten Franz Ruppert[24,25] spaltet sich der traumatisierte Mensch in psychischer Hinsicht in drei Anteile, einen traumatisierten Teil, einen Überlebensanteil und einen gesunden Anteil. Dies wiederum ist der Grund dafür, dass traumatisierte Menschen häufig ein schlechteres Erinnerungsvermögen haben.

Wir sind nicht gemacht für übermäßig große Belastungen, für dauernde Zustände von Überlastungen körperlicher oder psychischer Art. Dem Traumaforscher Peter Levine[26] zufolge ist ein Trauma im Nervensystem gebunden. Und der Psychiater

---

24 Ruppert F., (2007) Seelische Spaltung und innere Heilung, Klett-Cotta
25 Ruppert F., (2012) Trauma, Angst und Liebe, Kösel-Verlag
26 Levine P., (2010) Sprache ohne Worte, Kösel-Verlag

van der Kolk[27] spricht davon, dass der Körper die Wucht des Traumas trägt. Auch hier wird wieder die äußerst enge Verknüpfung von Körper und Geist sichtbar.

Eine weitere Auswirkung dieser Dauererregung ist das ständige Getrieben-Sein dieser Menschen, immer aktiv und im Betriebsmodus dauernder Geschäftigkeit.

Die auffälligen biochemischen Veränderungen sind als Ausdruck und Folge einer gestörten Selbstregulationsfähigkeit zu deuten, die Ursachen hierfür finden sich allerdings meist tief verborgen auf psychischer Ebene.

Ein Zur-Ruhe-kommen wiederum würde eine große Gefahr bedeuten, da dadurch bisher sicher behütete und erfolgreich verdrängte Gefühle und Erinnerungen an die Traumatisierung an die Oberfläche und damit ins Bewusstsein gespült werden könnten. Und dies darf nach einer Trauma-Erfahrung nicht mehr geschehen. Dafür sorgen die Überlebensanteile, ausgestattet mit allerlei Kniffs und Tricks, um abzulenken, zu beschäftigen und weiterhin zu verdrängen. Denn lieber dauerhaft gestresst sein (als Preis für die Verdrängung), als nochmals der Gefahr der erneuten Trauma-Erinnerung oder gar einer Retraumatisierung ausgeliefert zu sein.

So betrachtet ist Dauerstress, chronische Erschöpfung und schließlich Burnout eine Überlebensstrategie, die zwar dafür sorgt, am Leben zu bleiben, aber gleichzeitig einen sehr hohen Preis einfordert.

Es wäre notwendig, sich dem eigenen Dämon nochmals zu stellen, freilich aus einer gesicherten Position heraus, ausgestattet mit Ressourcen, die damals nicht zur Verfügung standen und unterstützt von wohlwollenden und achtsamen Begleitern.

Burnout aus dieser Perspektive betrachtet ist somit Folge ei-

27 Van der Kolk B. (1994) The body keeps the score: memory and the evolving psychobiology of posttraumatic stress. Harv Rev Psychiatry. 1994 Jan-Feb;1(5):253-65

ner (frühen) Traumatisierung und ist gekennzeichnet durch hochaktive und meist unbewusst agierende Überlebensmechanismen, entstanden aus einer großen Not heraus mangels besseren Vermögens. Diese zu entlarven und in ihrer Macht zu beschränken benötigt ein Höchstmaß an Achtsamkeit im Prozess der Heilung.

d. Was macht krank und was hält gesund?

1. Wir sind verkörperte Wesen, haben also einen Körper. Wir haben aber auch bereits erfahren, dass Körper und Geist eine komplementäre Einheit bilden. Dieser unser Körper hat grundlegende Bedürfnisse, die dauerhaft zu übersehen, mitunter große Probleme mit sich bringen kann, auch für unseren Geist.

Zum einen hat er das Bedürfnis nach regelmäßiger Bewegung. Sie wissen noch, wie lange die tägliche Gehstrecke eines Mitteleuropäers derzeit ist. *Panta rhei*, sagte der griechische Philosoph Heraklit, alles fließt. Anders ausgedrückt, Leben ist Bewegung, Leben ist Schwingung.

Die kleinen Kraftwerke in unseren Zellen, die Mitochondrien, produzieren jede Sekunde die notwendige Energie, die wir zum Leben brauchen. Und jetzt erfahren wir auch, was die Mitochondrien dazu veranlasst, sich zu vergrößern und sich zu vermehren – genau, es ist die Bewegung. Also indem wir uns bewegen, vermehren sich genau die Zellorganellen, die uns wiederum zum Leben verhelfen. Ist das nicht eine geniale Erfindung der Natur! Und noch ein Geheimnis verraten wir Ihnen.

Körperliche Bewegung vermehrt genau den Stoff, den unsere Zellen benötigen, um sich zu teilen, die Telomerase[28,29].

---

28 Ludlow A. et al., (2008) Relationship between Physical Activity Level, Telomere Length, and Telomerase Activity Med Sci Sports Exerc. 40(10): 1764-1771

29 Werner C. et al., (2009) Beneficial Effects of Long-term Endurance Exercise on Leukocyte Telomere Biology, Circulation 120: 492

Solange die Telomere eine ausreichende Länge haben, so lange kann sich eine Zelle teilen und zur Regeneration des Organismus beitragen.

Der Herzspezialist Dean Ornish konnte in einer wissenschaftlichen Untersuchung[30] sogar zeigen, dass sich durch eine entsprechende Veränderung der Lebensweise und der Ernährung die Telomere bei Männern mit Prostatakrebs verlängern ließen und damit einen Hinweis auf einen verlangsamten Alterungs- und Krankheitsprozess ergaben.

Und war Ihnen auch bewusst, dass regelmäßige moderate körperliche Bewegung das wirkungsvollste natürliche Antidepressivum darstellt, das wir kennen? Rezeptfrei und garantiert ohne unerwünschte Nebenwirkungen.

Bewusstheit im Alltag – Bewegung

Bewegen Sie sich, so oft Sie können. Vermeiden Sie die Rolltreppe, den Fahrstuhl, das Auto. Erinnern Sie sich noch an Ihr verstaubtes Fahrrad im Keller, die Rollschuhe oder Inlineskater aus früheren Zeiten?

Beginnen Sie, sich ein Mini-Fitnessprogramm zu erstellen. Morgens könnten Sie ein paar Dehnübungen, Yogaübungen, oder auch Lu-Jong (ein sehr einfaches und dennoch sehr effektives Yoga-Übungsprogramm, z.B. »Die fünf Elemente«) machen.

Wenn Sie zum Briefkasten gehen, um die Zeitung zu holen könnte dies eine kleine Gehmeditation sein.

Vielleicht haben Sie mit der Zeit Lust, alle zwei Tage 15–20 Minuten ein kleines Laufprogramm zu absolvieren. Auch dabei könnten Sie sich ganz bewusst in der freien Natur bewegen und den frischen Wind, den Duft des Grases

30 Ornish D. et al., (2013) Effect of comprehensive lifestyle changes on telomerase activity and telomere length in men with biopsy-proven low-risk prostate cancer: 5-year follow-up of a descriptive pilot study, The Lancet Oncology, Volume 14, No. 11, p1112-1120

oder die am Wegesrand blühenden Blumen wahrnehmen. Und Sie könnten immer wieder anhalten und Ihren Atem spüren, wie er bis tief in beide Lungenflügel hinein wahrnehmbar ist, den veränderten Pulsschlag und vielleicht auch Ihr Glücksempfinden, das einfach so entsteht, gleichsam aus dem Nichts und ohne äußeren Anlass.

Möglicherweise umarmen Sie dann auch einen Baumstamm und zeigen ihm Ihre Freude darüber, dass es ihn gibt und dass er und Sie einfach am Leben sind.

Wenn Sie dann etwas geübter sind, möchten Sie vielleicht ein sogenanntes Intervalltraining einbauen, dass Ihren Mitochondrien, den Kraftwerken in unseren Zellen, hilft und »Beine macht«, sich zu vermehren, damit Sie noch mehr der lebenswichtigen Energie namens ATP (Adenosintriphosphat) zur Verfügung haben.

Beim Intervalltraining wechseln sich langsame Bewegungsabschnitte mit kurzen sehr intensiven und nur dreißig Sekunden betragenden Intervallen ab. Danach steigt die Lebensfreude noch mehr, einfach so.

Und wieder zuhause angekommen, kann es eine Wohltat sein unter der Dusche in einen prickelnden Wasserstrahl einzutauchen, der allen Schweiß, alle Gerüche und alle Mühen abspült, um Sie dann erfrischt und voller Tatendrang oder wohlig entspannt in den Tag zu entlassen.

Denken Sie daran, laufen Sie immer nur so schnell, dass Sie sich mit Ihrem (virtuellen) Partner noch in vollständigen Sätzen unterhalten können (Ausnahme ist das schon beschriebene Intervalltraining). Denn so vermeiden Sie, dass Ihr Körper in eine Sauerstoffschuld gerät und mit Übersäuerung und anschließender Erschöpfung reagiert.

Und suchen Sie auch Ihre Laufschuhe sorgfältig und bewusst aus und vergessen Sie das reichliche Trinken nicht.

Sie wissen sicher auch, dass regelmäßige Koordinations-

und Gleichgewichtsübungen Körper und Geist gleichermaßen beweglich und flexibel halten.

Hören Sie auf die inneren Signale Ihres Körpers. Er sagt Ihnen, ob Sie an einem Tag lieber faulenzen sollten, eine sanfte Yogaübung durchführen oder ob er lieber eine Extradosis Glückshormon durch Bewegung hätte.

Vielleicht ist das Wichtigste daran, dass Sie stehen, wenn Sie stehen, gehen, wenn Sie gehen und rennen, wenn Sie rennen. Und natürlich können Sie Laufen durch Radfahren oder Schwimmen ersetzen, je nach Vorliebe.

Zum anderen hat unser Körper aber auch das Bedürfnis nach Erholung und Entspannung. Dieser Balanceakt ist, wie wir aus Erfahrung wissen, nicht immer so einfach. Viele Menschen bewegen sich zu selten. Andere aber überfordern sich wiederum regelmäßig, wollen sich um jeden Preis den inneren, psychischen Frust »von der Seele laufen«, was mitunter fatale Folgen haben kann. Menschen mit sehr hohen Ansprüchen, die sogenannten Leistungsträger in unserer Gesellschaft, neigen manchmal eher dazu, sich nicht nur psychisch zu überfordern, sondern trotzen ihrem Körper enorm hohe Leistungen ab, die im Sport als »Übertraining« bezeichnet wird und langfristig die Leistungsfähigkeit und die Gesundheit eher mindert als fördert.

Was benötigen nun unsere Zellen, allen voran auch die Mitochondrien, um uns diese Form von Lebensenergie bereitzustellen? Richtig. Nahrung.

2. Die Zusammensetzung unserer Ernährung hat sich in den letzten Jahrzehnten massiv verändert. Die durch die Lebensmittelindustrie im Labor kreierten Aromastoffe und Nahrungsmittelzusätze sind unüberschaubar geworden. Damit wurden die Geschmacksknospen auf unserer Zunge jedoch förmlich an der Nase herumgeführt.

Es ist heutzutage nur schwer möglich zu unterscheiden, woher ein Lebensmittel stammt, aus dem chemischen Labor oder vom Feld. Der Einsatz von Gentechnik, Kunstdünger, Schädlingsbekämpfungsmitteln und Pestiziden hat sich vervielfacht.

Sind Nahrungsmittel noch Lebensmittel oder stillen sie nur noch für kurze Zeit den Hunger und machen möglicherweise sogar süchtig?

Wussten Sie übrigens, dass der Fruchtzucker im Obst, die Fruktose, zu Übergewicht beitragen kann, denn ein nicht unerheblicher Teil davon wird im Stoffwechsel vor allem in das gefährliche Bauchfett umgewandelt[31]. Dies ist natürlich vor allem relevant für diejenigen, die sowieso schon sehr viel Obst essen und zu Übergewicht neigen. Nach zahlreichen wissenschaftlichen Studien[32, 33, 34] besteht ein deutlicher Zusammenhang zwischen der Höhe des regelmäßigen Fleischkonsums und dem Auftreten von Krebserkrankungen.

Die renommierte *Harvard School of Public Health*[35] empfiehlt, den Verzehr von Milchprodukten einzuschränken, weil dadurch das Risiko für das Auftreten von Prostata- und Eierstockkrebs gemindert werden könne. Denn sowohl die Häufigkeit von Brustkrebs bei der Frau als auch von Prostatakrebs beim Mann korreliert mit dem täglichen Milchkonsum[36].

Sind Milchprodukte wirklich sinnvolle Nahrungsmittel für erwachsene Menschen? Milch aus tierischer Herkunft enthält naturgemäß neben Hormonen wie Östrogen sogenannte Wachstumsfaktoren, denn kleine Tier- oder Menschenkinder sollen

---

31 Mutter J., (2012) Lass Dich nicht vergiften, Gräfe und Unzer Verlag

32 Norat T. et al., (2015) European Code against Cancer 4th edition: Diet and cancer. Cancer Epidemiol. 2015 Jul 8. pii: S1877-7821(15)00070-3.

33 World Cancer Research Fund, Ernährung, körperliche Aktivität und Krebsprävention. Eine globale Perspektive, 2007

34 Jacob L (2014) Dr. Jacobs Weg, Nutricamedia

35 Corydon Ireland, (2006) Hormones in Milk Can Be Dangerous Harvard University Gazette, December 7, 2006

36 Ganmaa D et al., (2005) The possible role of female sex hormones in milk from pregnant cows in the development of breast, ovarian and corpus uteri cancers. Med Hypotheses. 2005;65(6):1028-37. Epub 2005 Aug 24.

möglichst schnell wachsen. Was aber geschieht, wenn Erwachsene diese Wachstumsfaktoren regelmäßig in hohem Maße zu sich nehmen?

Durch die Verdauung entstehen im Darm aus glutenhaltigem Getreide sogenannte Gluteomorphine. Suchterzeugende Stoffe. Kennen Sie den Heißhunger auf Brot, auf Kohlenhydrate? Ähnlich verhält es sich mit den Milchprodukten, aus denen Kaseomorphine[37] entstehen, die Lust auf immer mehr machen.

Unsere Nahrung sollte eine möglichst hohe Nährstoff- und Vitalstoffdichte und einen minimalen Gehalt an Energiedichte besitzen.

Und wo finden wir dies? Natürlicherweise in pflanzlicher Frischkost. Und das heißt konkret vor allem in Gemüse und Obst. Bei Letzterem ist jedoch auf den Fruchtzuckergehalt zu achten. Wer es einfach, lecker und trotzdem gesund mag, sollte sich einmal die *grünen Smoothies* zum Gaumen führen. Das sind mit einem speziellen Mixer maximal zerkleinertes Gemüse, Salate, Wildkräuter und in geringem Maße auch Obst.

Wir haben bereits erfahren, dass die Telomere eine für unsere Gesundheit überragende Rolle spielen und die Lebensdauer mitbestimmen können. Die Verlängerung dieser Schutzkappen für unsere Chromosomen – und damit ein wesentlicher Baustein für ein langes und gesundes Leben – ist nicht nur durch Ausdauertraining, sondern eben auch durch die Art der Ernährung möglich[38].

Dr. F. X. Mayr, Arzt und Begründer der sogenannten Mayr-Kur, hat einmal gesagt, dass ein kranker Darm keine gesunde Kost verträgt. Auch deshalb raten wir Ihnen, bewusst und langsam zu essen. Durch das gewissenhafte Kauen wird die Nah-

---

37 Mutter J., 82012) Grün essen, VAK Verlags GmbH

38 Ornish D. et al., (2013) Effect of comprehensive lifestyle changes on telomerase activity and telomere length in men with biopsy-proven low-risk prostate cancer: 5-year follow-up of a descriptive pilot study, The Lancet Oncology, Volume 14, No. 11, p1112-1120

rung bereits im Mund vorverdaut, dem Magen-Darmtrakt wird also eine Menge Arbeit abgenommen. In der Mayr-Medizin gilt der Ratschlag, jeden Bissen mindestens dreißig Mal zu kauen.

Im Darm werden übrigens ca. 90 % des Serotonins, des sog. Glückshormons, hergestellt.

Viel geschrieben und diskutiert wird immer wieder über den Unterschied zwischen konventionell hergestellter und biologisch erzeugter Nahrung. Gibt es den überhaupt?

Eine aktuelle Untersuchung ergab für das Jahr 2014, dass Obst aus biologischem Anbau 80-mal weniger pestizidbelastet ist als aus konventionellem Anbau und beim Gemüse sind es sage und schreibe 320-mal weniger Schadstoffe[39].

Unser Fleischverzehr war weltweit noch nie so hoch wie derzeit. Und unser Hunger danach scheint keine Grenzen zu kennen. Allein in Deutschland werden jährlich ca. 750 Millionen (!) Tiere geschlachtet (dabei sind Fische gar nicht mitgerechnet). Dahinter verbergen sich 750 Millionen einzelne Leben und ihre Schicksale. Bei uns geht es um gustatorische Vorlieben, bei den Tieren geht es ums ganze Leben.

Durch die moderne Nahrungsmittelindustrie sind Tiere zu einer unerschöpflichen Ressource geworden, die in Unmengen einfach, schnell und billig produziert werden können. Die Massentierhaltung bringt für die Tiere unermessliches Leid und unvorstellbare Qualen hervor. Anbindehaltung, Zucht-, Transport- und vor allem Schlachtmethoden am Fließband unter grausamsten Bedingungen nehmen den Tieren jede Würde. Das alles findet unter Hochsicherheitsbedingungen statt. Der Verbraucher soll nicht sehen, wie hoch der Preis ist, den die Tiere bezahlen für unser tägliches und billiges Fleischvergnügen. Geiz ist geil – eine Mentalität, die vor dem Recht anderer Lebe-

39 Ökomonitoring – Ergebnisse der Untersuchungen von Lebensmittel aus ökologischem Anbau, 2014, Ministerium für Ländlichen Raum und Verbraucherschutz Baden-Württemberg

wesen auf Leben und Unversehrtheit nicht Halt macht geschweige denn ein Mindestmaß an Gnade zeigt.

Der buddhistische Mönch und Mediationslehrer *Thich Nhat Hanh* fragt zu Recht, ob es denn nicht sein könne, dass wir all das Leid, die Angst, die Schmerzen und die Verzweiflung, aber auch all die Wut und die Aggression, die wir den Tieren zufügen, nicht mitessen, wenn wir sie verspeisen. Möglicherweise gibt es ja auch einen Zusammenhang zwischen der zunehmenden Aggression in der Welt der Menschen und dem unersättlichen Hunger nach (billigem) Fleisch. Und Tolstoi soll gesagt haben, solange Schlachthöfe existieren, wird es auch Schlachtfelder geben. Es lohnt sich, in einer ruhigen Minute über diese Gedanken zu meditieren.

Fragen wir uns, ob es keine Alternative gibt. Wenn wir den Tieren schon ihr Recht auf Leben nehmen, müssen wir ihnen auch das Allerletzte, das sie besitzen, ihre Würde, nehmen?

Nach unterschiedlichen Schätzungen landen weltweit mindestens ein Drittel der noch verwertbaren Nahrungsmittel auf dem Müll[40]. Was für eine Verschwendung, wenn wir bedenken, dass auf diesem Planeten jährlich schätzungsweise knapp 3 Millionen Kinder unter fünf Jahren an den Folgen von Unterernährung sterben. Ein achtsamerer Umgang mit diesen wertvollen Ressourcen könnte helfen, diese erschütternden Zahlen zumindest deutlich zu verringern.

Bewusstheit im Alltag – Ernährung

Essen Sie nur, wenn Sie wirklich Hunger haben. Erspüren Sie den Unterschied zwischen Gelüsten, Appetit und Hunger.

Machen Sie Ihren eigenen Körper (und Ihren Geist) zu einem Forschungslabor. Erkunden Sie, wann Sie auf was Gelüste oder tatsächlich Hunger haben. Überlegen Sie, wo

40 FAO. 2011. Global food losses and food waste – Extent, causes and prevention. Rome

Sie Ihre Lebensmittel einkaufen wollen – im Supermarkt, im Biomarkt oder beim Händler oder Bauern um die Ecke.

Vielleicht nehmen Sie beim nächsten Einkauf Ihre eigene Tasche mit, dann benötigen Sie keine Plastiktüten, die sich anschicken, unsere Meere aus Wasser zu einem Meer aus Nanoteilchen aus Plastik werden zu lassen.

Gehen Sie nicht hungrig zum Einkaufen und nehmen Sie sich Zeit dazu. Notieren Sie sich bereits zuhause, was Sie wirklich benötigen.

Vielleicht laden Sie mal wieder Freunde zum gemeinsamen Kochen ein und überraschen diese mit einem fleischlosen Menü.

Essen Sie dreimal am Tag und wenn Sie wollen, dann vermeiden Sie eine Zeit lang Zwischenmahlzeiten und beobachten, wie es Ihnen dabei ergeht.

Probeweise könnten Sie Ihre Portionen an Gemüse (und eingeschränkt) Obst aus biologischem Anbau erhöhen und dafür tierische Produkte einschränken.

Essen Sie so oft Sie können rohe, frische und unbehandelte Lebensmittel, denn diese haben den höchsten Gehalt an Nährstoffen und an den lebenswichtigen Biophotonen. Bauen Sie in Ihren Speiseplan Wild- und andere Kräuter ein, die nur so strotzen vor Lebenskraft.

Versuchen Sie herauszufinden, ob es einen Unterschied gibt zwischen konventionellen Nahrungsmitteln und biologisch erzeugten. Dazu haben Sie Ihre Messgeräte immer dabei – Ihren Mund, Ihre Zunge mit Ihrem Gaumen, Ihre Nase und nicht zu vergessen Ihren Bauch.

Ein Experiment wäre es, mal eine definierte Zeit auf tierische Lebensmittel (zumindest auf Fleisch und/oder Fisch) und auf Fast Food komplett zu verzichten und nachzuspüren, wie Sie sich fühlen – tief drinnen in Ihrem Bauch und in Ihrem Herzen.

Und noch was, machen Sie aus Ihren Mahlzeiten ein Ritual, gönnen Sie sich was, freuen Sie sich drauf und genießen Sie in vollen Zügen.

Aber wir könnten auch ein wenig dankbar sein. Schätzen Sie es Wert, dass Sie immer genügend hochwertige Lebensmittel zur Verfügung haben, um sich gesund satt zu essen.

3. In unserer modernen Welt wird täglich eine Vielzahl neuer chemischer Verbindungen hergestellt. Die Belastung für unseren Organismus mit fremden Stoffen nimmt also stetig zu. Manche Autoren sprechen davon, dass unsere Organismen im Laufe der Jahre gleichsam zu Sondermülldeponien werden – eigentlich kein beruhigender Gedanke.

Wir müssen inzwischen davon ausgehen, dass sich nicht mehr die Frage stellt, ob jemand z.B. metallbelastet ist (mit Quecksilber, Arsen, Blei, Aluminium), sondern es ist lediglich zu klären, in welcher Höhe.

Unter den Metallen nimmt das Quecksilber (Amalgamfüllungen bestehen zu ca. 50 % aus Quecksilber) eine besondere Stellung ein, denn es ist ein Nerven- und Speichergift mit sehr langer Halbwertszeit im Körper und es unterdrückt unter anderem zahlreiche enzymatische Reaktionen im Organismus. Es wird mit schweren neurologischen Erkrankungen wie z.B. der Alzheimer-Demenz in Verbindung gebracht[41].

Nach nunmehr zwanzigjähriger Tätigkeit als Umweltarzt habe ich eine Vielzahl an Messergebnissen über Schadstoffe in menschlichen Körpern gesehen mit zum Teil sehr beunruhigenden Ergebnissen. Gemeint sind hierbei vor allem Metalle ver-

41 Mutter, J., Curth, A., Naumann, J., Deth, R., & Walach, R. (2010). Does inorganic mercury play a role in Alzheimers Disease? A systematic review and an integrated molecular mechanism. *Journal of Alzheimers Disease*, 22, 357-374

schiedener Herkunft, Pestizide, Weichmacher, Holzschutzmittel, Schimmelpilze und einige andere.

In unserem Kontext geht es darum, uns bewusst zu machen, dass wir selbst zumindest eingeschränkt etwas dagegen (oder auch dafür) tun können, wie stark wir uns (und unsere Umwelt) mit Schadstoffen belasten. Hier besteht Achtsamkeit vor allem darin, die Exposition von außen so gut es eben geht zu minimieren und auf belastete Lebensmittel, Kleidungsstücke oder Möbel weitgehend zu verzichten. Und dass uns eben klar wird, dass wir uns auch wieder entgiften, d.h. befreien können von schädigenden Substanzen. Auch hier ist es so, dass wir nicht nur Opfer sind, sondern es zumindest ein Stück weit in der Hand haben, was mit uns geschieht.

Achtsamkeit versetzt uns nicht nur in die Lage, dass uns dies bewusst wird, sondern hilft uns obendrein, eine für uns richtige und gute Entscheidung hinsichtlich des eigenen Handlungsspielraums zu treffen.

Hinzu kommt, dass wir uns heute unter Dauereinfluss von künstlichen Strahlen befinden. Es handelt sich um niederfrequente elektrische und magnetische Felder bzw. hochfrequente elektromagnetische Strahlung. Verursacher sind der gewöhnliche Haushaltsstrom, Elektroherde und Mikrowellenöfen in der Küche, aber auch Radio- und Fernsehwellen, sowie der Mobilfunk durch schnurlose Telefone (nach DECT-Standard), WLAN-Netze, Babyphones, Handys mit ihren Sendemasten, Polizei- und Behördenfunk.

Betrug die natürliche elektromagnetische Hintergrundstrahlung[42] im Mikrowellenbereich bei 100 MHz 0,000.000.5 µW/m² (Leistungsflussdichte), so ist sie heute in Städten[43] nicht selten

---

42 Neitzke et al., (1994) Risiko Elektrosmog? Auswirkungen elektromagnetischer Felder auf Gesundheit und Umwelt, Birkhäuser Verlag

43 Gutachten zur Feststellung der Belastung durch hochfrequente elektromagnetische Strahlung von Mobilfunksendeanlagen in Stuttgart-West – Auswertung. Gutachter EMF-Institut Dr. Niessen, Köln, 12.09.11

auf 1000 – 500 000 μW/ m^2 angestiegen. Bereits im Jahr 2002 hat die Internationale Agentur für Krebsforschung (IARC) niederfrequente Magnetfelder als potenziell krebserregend eingestuft. In 2011 folgte dann die Einstufung der Mobilfunkstrahlung in dieselbe Kategorie 2B »möglicherweise krebserregend«. In dieser Gruppe befinden sich auch Stoffe wie Benzin, Chloroform oder DDT.

Aufgrund jüngster Studienergebnisse fordern Wissenschaftler sogar eine Einstufung in die Kategorie I (krebserregend). Eine schwedische Forschergruppe um Prof. Hardell[44] zeigte ein bis zu 7,7-fach erhöhtes Gehirntumorrisiko bei einer Langzeitnutzung von Handys und Schnurlostelefonen (DECT-Standard) von mehr als 20 Jahren.

Ein achtsamer Lebensstil würde uns in die Lage versetzen, uns bewusst zu machen, dass die Latenzzeit von Beginn bis Ausbruch eines Tumors bei Erwachsenen in der Regel zwei bis vier Jahrzehnte beträgt. Durch eine diese Erkenntnis berücksichtigende achtsamere Lebensgestaltung wäre es somit wahrscheinlich möglich, in der Zukunft großes Leid zu verhindern.

Nun hat das Umweltbundesamt eine sehr beunruhigende Studie[45] von Professor Lerchl veröffentlicht, einem Wissenschaftler, der bis vor kurzem noch davon überzeugt war, dass von Mobilfunkstrahlung keine wesentliche Gesundheitsgefahr ausgeht, die eine Zunahme der Krebshäufigkeit bei Mäusen nach Handybestrahlung ergaben. Die Bestrahlungsintensitäten lagen weit unterhalb der Grenzwerte. Und das Auffällige dabei war, dass es keine strenge, eigentlich erwartete Korrelation zwi-

---

44 Hardell L, Carlberg M, Mild KH (2013). Use of mobile phones and cordless phones is associated with increased risk for glioma and acoustic neruroma. Pathophysiology dx.doi.org/10.1016/j.pathophys.2012.11.001

45 Lerchl A. et al., (2015) Tumor promotion by exposure to radiofrequency electromagnetic fields below exposure limits for human, Biochemical and Biophysical Research Communications, Volume 459,

schen Höhe und Dauer der Bestrahlung und des Tumorwachstums gab. Das Gegenteil war der Fall. Mit anderen Worten, niedrige Strahlendosen können höhere biologische Wirkungen haben und somit ein stärkeres Tumorwachstum fördern. Allein das Ergebnis dieser Untersuchung hätte selbst bei durchschnittlicher Vigilanz nicht nur eine gewisse Hellhörigkeit verbunden mit einer lebhaften Diskussion bei uns allen auslösen müssen. Vielmehr wäre eine aktuelle Berichterstattung sowohl in der Wissenschaftscommunity als auch in den Medien zu erwarten gewesen. Beides blieb aus. Auch dies zeigt den Grad unserer Aufmerksamkeit für (lebens)wichtige Phänomene, die ganz konkret unser tägliches Leben betreffen.

Die Zahl der Menschen, die auf elektromagnetische Strahlen mit den unterschiedlichsten Symptomen reagieren, steigt weltweit stetig an. Die Rede ist von der Elektrohypersensibilität (EHS). Und wir übersehen dabei, dass alle Säugetiere elektrosensibel sind. Denn nur aufgrund des Zusammenspiels von Elektrophysiologie und Biochemie können wir überhaupt leben. Jede der Billionen Zellen in unserem Körper ist angewiesen auf eine mehr oder weniger konstante Zellspannung. Eine aktuelle Übersichtsarbeit[46] zeigte, dass in 93 von 100 ausgewerteten Studien Zellschädigungen durch Radikalbildung infolge von Mobilfunkstrahlung beobachtet wurden. Dies könnte bedeuten, dass die Bildung von Zellstress (davon war schon an früherer Stelle als Krankmacher No. 1 die Rede) auch der gemeinsame kleinste Nenner für die schädigende Wirkung des Mobilfunks darstellt.

Achtsamkeit bedeutet auch, dass wir aufgefordert sind, aus den Lehren der Vergangenheit zu lernen. Die Geschichte des Industrieprodukts Asbest könnte uns aufhorchen lassen. Be-

---

46 Yakymenko I. et al., (2015) Oxidative mechanisms of biological activity of low-intensity radiofrequency radiation, Elektromagn Biol Med, (doi:10.3109/15368378.2015.1043557)

reits im Jahr 1900 war bekannt, dass Asbest krankmachend ist. Doch erst im Jahr 1993 wurden die Herstellung und die Verwendung von Asbest verboten. Und heute sterben in Deutschland noch viele Menschen an den krebserzeugenden Asbestfolgen.

Untersuchungsergebnisse des Psychiaters Manfred Spitzer[47] hinsichtlich der Auswirkungen von Internet & Co. auf die psychosoziale Entwicklung von Kindern und Jugendlichen sind nicht weniger alarmierend und besorgniserregend.

Ungestört meditieren

Suchen Sie sich einen ruhigen, sicheren und abgeschiedenen Ort.

Stellen Sie sicher, dass Sie nicht gestört werden können.

Eine angenehme Temperatur, genügend Sauerstoff und ein warmes Licht sind vorteilhaft.

Schalten Sie alle elektronischen Geräte in Ihrer Umgebung, auch im Nachbarzimmer, ab.

Am besten Sie trennen die Geräte von der Steckdose.

Vergessen Sie auch nicht Ihre Mobilfunkgeräte (Smartphone, DECT-Telefon, WLAN-Router) auszuschalten.

Es genügt nicht, das Handy nur auf »lautlos« zu stellen.

Diese Form der *digitalen Abstinenz* könnten Sie nach und nach für eine bestimmte Zeit in Ihren Alltag und in Ihr Leben einbauen.

Eine andere Sache, die uns auch nicht recht zur Ruhe kommen lässt (vor allem nachts) ist der Umstand, dass viele unserer Lichtquellen, denen wir regelmäßig ausgesetzt sind, einen sehr hohen Blauanteil in ihrem Spektrum aufweisen. Dies sind vor allem die Energiesparlampen, aber auch unsere Smartphones

47 Spitzer M., (2014) Digitale Demenz – Wie wir uns und unsere Kinder um den Verstand bringen, Droemer-Verlag

und auch LED-Leuchten und nicht zu vernachlässigen manche PC-Bildschirme.

Sie alle kennen das Wach-Schlaf-Hormon, genannt Melatonin. Dies wird in der Zirbeldrüse aus unserem Glückshormon, dem Serotonin hergestellt. In ausreichender Menge jedoch nur bei absoluter Dunkelheit und besonders vor 24 Uhr.

Ein hoher Blauanteil im abendlichen Licht verhindert nun leider die Produktion des Melatonins und kann damit die Schlafqualität erheblich stören. Im Übrigen ist Melatonin aber auch sein sehr wichtiger Gegenspieler des schon beschriebenen Zellstresses, es zählt zu den sogenannten Antioxidantien und ist an der Entgiftung des Körpers beteiligt.

Nicht zuletzt gibt es auch eine Art von Giften, die keine chemische Struktur aufweisen. Diese Gifte sind immaterieller Natur und können trotzdem einen beträchtlichen Schaden anrichten.

Die Rede ist von Gefühlen wie Neid, Wut, Ärger und Missgunst. Auch von den kleinen täglichen Ärgernissen wissen wir heute, dass diese auf lange Sicht ein enorm schädliches Potenzial entwickeln können, manchmal mächtiger als die sogenannten »Life Events«, also die großen Einschnitte in unserem Leben wie der Verlust des Arbeitsplatzes oder der Wohnung, eines geliebten Menschen oder auch eines Haustiers.

Und dann sind da noch die andauernd auf uns einprasselnden »Bad News«, die unbarmherzige Fülle an Nachrichten auf allen Kanälen, die uns schon morgens bestürmen.

Bewusstheit im Alltag – schädliche Einflüsse
Seien Sie sich bewusst, dass unsere moderne Welt nicht nur positive Errungenschaften mit sich bringt.

Informieren Sie sich über die Zusammensetzung Ihres Leitungs- bzw. Trinkwassers und benützen Sie bei Bedarf geeignete Filter.

Fragen Sie beim Einkauf, woher Ihre Lebensmittel stammen oder lesen Sie zumindest die Aufschriften der Etiketten (vor allem auch das Kleingedruckte).

Stellen Sie sicher, dass Ihre Körperpflegemittel (Deodorants) keine gesundheitsschädlichen Zusatzstoffe wie z.B. Aluminium (auch manchmal enthalten in Kochgeschirr oder Essbesteck, z.B. auch Nickel) enthalten.

Schalten Sie Ihr Handy so oft Sie können in den Flugmodus und genießen Sie die freie Zeit des »Nicht-erreichbar-Seins«.

Und schalten Sie vor allem nachts den WLAN-Router aus – oder müssen Ihre Mainzelmännchen auch nachts im Internet surfen?

Besorgen Sie sich ein schnurloses Telefon, das die Leistung so herunterregelt, dass keine schädliche Strahlung mehr von ihm ausgesendet wird, wenn Sie nicht telefonieren. Oder besser noch, kaufen Sie sich wieder ein Telefon mit Kabel (Sie werden es kaum glauben, aber in unserer gesamten Praxis gibt es kein Schnurlostelefon und kein WLAN – und wir sind trotzdem bestens mit der Welt verbunden).

Jetzt wissen Sie auch, warum es aus physiologischen Gründen sinnvoll ist, vor 24 Uhr schlafen zu gehen. Und, je früher desto besser. Am besten in einem völlig abgedunkelten Schlafzimmer (oder mit Augenmaske) und ohne irgendwelche elektronische Gerätschaften (Lassen Sie sich im Zweifel von Ihrem Elektriker eine Netzfreischaltung in die Schlaf- und vor allem Kinderzimmer einbauen). Manchmal kann es zusätzlich sinnvoll sein, sich durch einen Baldachin über dem Schlafplatz abzuschirmen.

Wussten Sie, dass man die Belastung mit unterschiedlichen Schadstoffen im Körper zumindest teilweise messen kann? Informieren Sie sich! Und bei einer erhöhten Schadstoffbelastung, insbesondere durch Metalle, ist es äußerst sinnvoll, diese zu verringern. Denn Sie wissen ja, Metalle wie Arsen, Blei und Quecksilber führen die Liste[48] der schädlichsten Substanzen hinsichtlich der Giftigkeit für den menschlichen Organismus an.

Lassen Sie überprüfen, ob Sie potenzielle Stör- bzw. Entzündungsherde im Zahn- und Kieferbereich haben. Falls ja, lassen Sie diese sowie Ihre Amalgamfüllungen fachgerecht entfernen.

Sorgen Sie für eine regelmäßige Entgiftung und Ausleitung von potenziell schädlichen Substanzen aus Ihrem Körper. Hierzu gibt es viele Möglichkeiten und Wege. Neben zahlreichen pflanzlichen Substanzen helfen auch Mikronährstoffe und spezielle Medikamente (sogenannte Chelatoren) dabei. Auch ausreichende Flüssigkeitszufuhr, Sauna, Fasten und andere Methoden können hierbei wertvolle Hilfen sein.

Studien zeigen übrigens, dass durch eine Belastung mit Mobilfunk unser Organismus nicht mehr in der Lage ist, seiner natürlichen Fähigkeit zur Entgiftung optimal nachzukommen. Eine Vergiftung kann auch durch Kieferstörherde entstehen, bzw. durch eben diese Störfelder kann die Fähigkeit zur Entgiftung eingeschränkt sein.

Es geht vor allem darum, aufmerksam zu werden und uns bewusst zu machen, dass wir selbst uns immer wieder neu entscheiden können für einen Weg, der eher belastend und krankmachend ist oder eben entlastend und gesundheitsförderlich. Wir haben es häufig selbst in der Hand. Kein anderes Werkzeug ist auf diesem Weg so effektiv und nützlich wie Aufmerksamkeit und Gewahrsein.

---

48 United States Environmental Protection Agency (EPA): Comprehensive Environmental Response, Compensation and Liability Act (CERCLA)

Werden Sie spielerisch zum Experten für Ihre eigene Gesundheit und Ihr Wohlergehen. Verlassen Sie sich nicht auf die Aussagen von irgendwelchen Fachleuten oder Gurus.

Zur besseren Übersicht hier nochmals das Wesentliche in einer stichwortartigen Zusammenfassung:

Die Krankmacher

- *Unsere Ansprüche (zu viel, zu schnell, zu hoch ...)*
- *Verlust biologischer Rhythmen (wenn wir die Nacht zum Tag machen)*
- *Bewegungsmangel und Trägheit*
- *Zu viel und falsche Nahrung*
- *Umweltgifte unterschiedlicher Art*
- *Störherde im Körper (v.a. Entzündungsherde im Kiefer)*
- *Mikronährstoffmangel*
- *Elektrostress (Nieder- und Hochfrequenz, Magnetfelder)*
- *Lärm*
- *Daily Hazzles (tägliche Ärgernisse), Bad News (schlechte Nachrichten)*
- *Gefühlsgifte (Ärger, Neid, Missgunst, Wut, Intoleranz, Angst usw.)*
- *Verlust von Bindungen (Isolation, Einsamkeit)*
- *Traumata*

Die Gesundmacher

- *Rhythmus und Entschleunigung (Auszeiten und Atempausen)*
- *Ausreichend Schlaf (vor 24 Uhr)*
- *Bewegung wann immer möglich*
- *Verzehr von Lebensmitteln möglichst aus biologischem Anbau (und gegebenenfalls Mikronährstoffzufuhr mit Reinstoffpräparaten)*
- *Vermeidung und gegebenenfalls Ausleitung von Um- und Inweltgiften (einschließlich der Entfernung von Störherden)*

- *Befriedigende sexuelle Beziehungen*
- *Begeisterung, Lust, Freude, Lachen*
- *Dankbarkeit, Demut, Glaube*
- *Lieben*
- *Mission und Vision*

e. Von der Symptombekämpfung zur Ursachenbehebung

Unser derzeitiges Medizinsystem ist überwiegend darauf konzentriert und damit beschäftigt, Symptome zu behandeln. Schmerzen werden mit Schmerzmitteln, ein erhöhter Blutdruck mit blutdrucksenkenden Mitteln und eine bakterielle Infektion mit Antibiotika therapiert. Im akuten Fall ist das notwendig, hilfreich und segensreich.

Was würden Sie aber tun, wenn an Ihrem Auto die Öldruckwarnanzeige aufleuchtet. Wäre es wohl sinnvoll, einen Kaugummi auf das Armaturenbrett zu kleben um damit das aufgeregte Blinken auszublenden? Seien wir ehrlich, verfahren wir nicht manchmal genau in dieser Art und Weise mit uns selbst. Wäre es nicht vielmehr klüger, nach den Ursachen des aufgeregten Blinkens dieser Warnleuchte zu schauen.

Handeln wir nicht manchmal auch deshalb auf diese Weise, weil wir das eigentliche Ziel aus den Augen verloren haben und nach dem Motto verfahren: »als sie das Ziel aus den Augen verloren hatten, verdoppelten sie ihre Anstrengung«. Kann es sein, dass wir gar kein Ziel mehr vor Augen haben, wir angesichts der gnadenlosen Zeitbeschleunigung (die wir selbst mit produzieren), den überwältigenden Problemen, der Komplexität unserer postmodernen Welt vergessen haben, wohin wir wollen und vor allem, was wir überhaupt wollen.

Wir sollten uns die Zeit nehmen, nach den Gründen für unser Verhalten zu schauen. Auch das beinhaltet Achtsamkeit.

Aus meiner ärztlichen Ausbildung ist mir der Satz haften geblieben: »Vor die Therapie haben die Götter die Diagnose gestellt«. Eine klare Diagnose bedarf eines tiefen Schauens, eines Hineinschauens, unter die Oberfläche der Symptome und Zeichen, gleichsam hinter die Kulissen. Es müssen Fragen gestellt werden, die vielleicht noch nie gestellt wurden. Auch auf die Gefahr hin, dass sich unangenehme Wahrheiten zeigen könnten. Gerade dann. Wenn sich Befremdliches oder Fremdartiges zeigt, dann gilt es, nicht wegzuschauen, zu verdrängen oder zu verleugnen, auch angesichts der eigenen Ängste, Schatten und Themen des Therapeuten.

4. Meditation schafft Verbindung

a. »Medi« – wer die Mitte findet, sieht das Ganze

In der Meditation geschieht etwas, das uns entlässt aus der Welt des rein Rationalen, dem Logischen, dem Kalkulierbaren und dem Reproduzierbaren. Mit der Meditation gleiten wir über Wegstrecken der Ruhe, der Entspannung in Bereiche, die aus der Stille heraus Neues, bisher Unbekanntes, Verdecktes und mitunter Irritierendes hervorbringen.

Der Prozess gelingt umso besser, je ungezwungener, mutiger und gelassener wir uns einlassen können auf eine Welt der Stille, die anfänglich fremd, ja vielleicht auch ängstigend, zumeist jedoch irgendwie auch langweilig auf uns wirkt.

Deshalb ist es manchmal zu Beginn des Versuchs zu meditieren, nur zu verständlich, dass wir gerade dann unruhig werden, wenn wir uns doch vorgenommen haben, jetzt zu entspannen und aus dem Alltag auszusteigen. Nicht selten ist es so, dass wir unsere innere Unruhe und unseren unruhigen Geist dann erst richtig mitbekommen, wenn wir in der Meditation eine äußere Form der Ruhe eingenommen haben.

Meditation ist nicht gleichzusetzen mit Entspannung. Diese kann und darf auch eintreten, ist sozusagen ein erwünschtes Nebenprodukt, aber nicht das primäre Ziel. Sich auf den Prozess des Meditierens einzulassen, kann mitunter zu Beginn auch durchaus anstrengend sein.

Deshalb ist es ratsam, mit etwas Vertrautem wie dem eigenen Atem zu beginnen.

Wenn wir uns auf den Atem besinnen, können wir sicher sein, dass wir uns ausschließlich im gegenwärtigen Augenblick, in diesem Moment befinden, denn wir können weder aus der Vergangenheit heraus noch für die Zukunft atmen. Als langjähriger Notarzt kann ich diese Beobachtung nur bestätigen.

Wir wissen aus der Medizin, dass der eigene Atem heilsame Wirkungen entfalten kann. Dies nützen wir in unterschiedlichen Atemtherapien, dem holotropen Atmen, aber auch in der Asthmabehandlung. Auch verbindet der Atem unser bewusstes Erleben mit den autonomen, nicht kontrollierbaren Funktionen des Körpers. Der Atem ist beides, automatisch und autonom, kann aber auch willentlich bis zu einem gewissen Grad gesteuert werden.

Der Atem vermag uns wieder mit unserem Körper und unserer Seele in Kontakt zu bringen. In der Schmerztherapie kann die Hinwendung zum eigenen Atem auch die Verbindung zu vielleicht lange vernachlässigten Körperteilen oder Organen herstellen und somit die unterbrochene Kommunikation wieder beleben. Manchmal lassen sich dadurch Verspannungen, Verkrampfungen lösen, die Energie beginnt langsam wieder zu fließen, und regenerative Vorgänge werden angestoßen.

Den eigenen Atem kennenlernen

Setzen oder legen Sie sich an einen Ort, wo Sie ungestört sind und zur Ruhe kommen können.

Nehmen Sie nach einer kurzen Sammlung Kontakt zu Ihrem eigenen Atem auf. Werden Sie sich gewahr, dass Sie atmen.

Lassen Sie den Atem so sein, wie er es in diesem Moment ist. Verändern Sie ihn nicht und kontrollieren Sie ihn nicht.

Wie auch immer er ist, es ist in Ordnung.

Begleiten Sie ihn einfach während der gesamten Länge seiner Ausatmung und seiner Einatmung.

Vielleicht werden Sie sich auch der kleinen Pause dazwischen bewusst.

Und wenn die Gedanken abschweifen, dann kehren Sie ganz sanft aber bestimmt wieder zurück zu Ihrem eigenen Atem.

Führen Sie diese Übung für 3–5 Minuten, auch mehrmals täglich, durch.

Wenn Sie mögen, dann bedanken Sie sich bei Ihrem eigenen Atmen dafür, dass er Ihnen in jedem Augenblick den lebenswichtigen Sauerstoff spendet, und das auch noch gratis.

Häufig wird Meditation mit Nichtstun, also mit dem Gegenteil unseres normalen Alltagsgeschehens verglichen. Tatsächlich aber handelt es sich um *Nichttun*, und dies ist eben ein gravierender Unterschied. Allein dieses Wort Nichttun ist ungewöhnlich in unserem Sprachgebrach. Nichtstun würde bedeuten, die Geschäftigkeit aufzugeben, das ständige werkeln und hantieren, das Planen und Grübeln zu reduzieren. Es ist eine Frage der Quantität.

Dies ist zwar ein erwünschter Nebeneffekt beim Nichttun, doch eigentlich handelt es sich um eine neue Qualität des Seins, des Daseins, denn wir verlassen nicht nur sporadisch, tendenziell und graduell die gewohnten Muster unseres Geistes, sondern wir betreten eine neue Dimension.

Nach Kabat-Zinn ist bewusstes Nichttun eine der schwersten Übungen für uns Menschen überhaupt.

Aus einer sehr pragmatischen Sicht ist es so, dass unsere Autos zum Fahren gemacht worden sind und nicht dazu, in der Garage geparkt zu werden. Ähnlich ist es mit unserem Geist. Er hat vorrangig die Aufgabe, Reize zu verarbeiten und darauf adäquat zu reagieren. Sie erinnern sich an die entsprechenden Überlegungen zu Beginn unserer Reise.

Es bedarf demnach eines bewussten Entschlusses, sich in diesen neuen und für das Alltagsbewusstsein ungewöhnlichen

Modus hineinzubegeben. Und es gehört die Entscheidung dazu, dies zu üben, anfänglich entgegen und trotz aller Hindernisse, die sich uns haufenweise in den Weg stellen wollen in Form von Zeitnot, Müdigkeit, Lustlosigkeit, Unruhe, Zweifel und viele andere. Gewisse Anteile in uns sind sehr kreativ und höchst einfallsreich und wollen um jeden Preis verhindern, dass wir uns aus dem *Doing-Mode* in einen *Being-Mode* begeben.

Meditation ganz praktisch

Suchen Sie einen ruhigen Ort auf, an dem Sie für eine festgelegte Zeit nicht gestört werden. Schalten Sie alle sich in der Nähe befindenden elektrischen Geräte sofern möglich ab.

Legen oder setzen Sie sich in einer bequemen und doch Würde ausstrahlenden Haltung hin. Wenn Sie leicht frieren, dann decken Sie sich zu. Wenn es angenehm für Sie ist, dann schließen Sie die Augen.

Geben Sie sich Zeit, an diesem Ort in diesem Moment anzukommen.

Richten Sie ganz allmählich Ihre Aufmerksamkeit auf Ihren Atem, ohne ihn zu beeinflussen oder zu kontrollieren.

Verfolgen Sie nur die eigenständig ablaufenden Atembewegungen. Wenn Sie eine Weile mit Ihrem Atem im Kontakt waren, lassen Sie diesen etwas in den Hintergrund treten und richten Ihre Aufmerksamkeit auf Ihren Körper.

Nehmen Sie wahr, wo es sich angenehm anfühlt, wo Weite und Entspannung da sind, aber auch wo Enge und Anspannung oder gar Druck oder Schmerz sich zeigen. Lassen Sie alles so sein, wie es sich im Moment offenbart. Nichts verändern. Nichts festhalten, aber auch nichts wegschieben. Einfach nur beobachten. Was auch immer dabei passiert, ist in Ordnung so. Es gibt kein richtig und kein falsch.

Und wenn Sie mit den Empfindungen Ihres Körpers vertraut sind, dann richten Sie Ihre Aufmerksamkeit auf Ihre Gefühle, die sich manchmal sehr schnell verändern können.

Nehmen Sie einfach wahr, wie diese Gefühle, seien es Freude oder Langeweile, Angst, Traurigkeit und Abneigung oder irgendetwas ganz anderes, plötzlich auftauchen wie Wolken am Himmel, eine Weile durch den Himmel Ihres Gewahrseins ziehen und sich dann wieder wie von selbst auflösen und untergehen. Und im selben Augenblick erkennen Sie, dass sich bestimmte Gedanken dazwischenschieben, vielleicht regelrecht aufdrängen und Ihre Aufmerksamkeit ganz in Anspruch nehmen wollen – und plötzlich sind auch diese wieder verschwunden und auf dem inneren Bildschirm leuchtet in grellen Farben wieder etwas ganz anderes auf. Ganz dringlich und wichtig erscheinend.

Schauen Sie diesem Spektakel einfach zu, ohne einzugreifen, ohne sich hineinziehen oder verwickeln zu lassen und bleiben Sie so gelassen, wie es in diesem Augenblick möglich ist.

Wenn Unruhe, Schläfrigkeit, Langeweile oder Ärger und Ablehnung auftauchen, was häufig geschehen wird, so ist das völlig normal und kein Grund zur Sorge oder Frustration. Lassen Sie auch diese Gefühle da sein.

Geben Sie Ihr Bestes, seien Sie einfach präsent. Sie müssen sonst nichts tun, erreichen oder leisten. Es geht nicht einmal darum, es gut zu machen.

Entscheidend ist nur der Grad Ihrer Aufmerksamkeit, Ihrer Wachheit, Ihrer Lebendigkeit.

Wenn Sie mögen, können Sie sich nach einer Zeit dieses Beobachtens auch anschauen, woher all diese ständig wechselnden Gefühle und Gedanken kommen, welchen Ursprungs, welcher Quelle sie entspringen, ohne sich näher um deren Inhalt zu kümmern.

Werden Sie sich bewusst, dass wir diesen Film, der gleichsam auf unserer inneren Leinwand ständig abläuft, zumindest im Wachzustand nicht völlig abschalten können.

Wir können aber durch regelmäßige Übung lernen, den Kontrast herunter zu regeln, den Ton leiser zu machen und die Zoomfunktion zu bedienen.

Erkennen Sie, dass Sie immer noch an Ihrem Platz sitzen oder liegen, Sie immer noch atmen, Sie immer noch am Leben sind trotz all der scheinbaren Veränderungen und Ereignisse, die sich auf Ihrer inneren Leinwand in Ihrem Film abgespielt haben.

Und vielleicht entsteht dabei ganz unbemerkt und subtil eine tiefe Gelassenheit verbunden mit einem ganz zarten inneren Lächeln angesichts dessen, was Sie soeben erleben durften und wovon Sie unmittelbarer Zeuge geworden sind.

Zum Abschluss der Meditation, gleichgültig ob sie 5 oder 30 Minuten in Anspruch genommen hat, könnten Sie alle oben beschriebenen Konzepte loslassen, den Atem, die Körperempfindungen, die Gefühle oder Gedanken und noch einige Momente verbleiben in einem offenen Gewahrsein, in dessen Raum alles so sein kann und sich zeigen darf, wie es im Moment eben ist.

In diesem inneren heiligen Raum reicht es aus, dass Sie ihn bewohnen und dass Sie sich seiner bewusst sind.

Dies ist Ihr Raum der Ruhe, der Stille und der Geborgenheit, den Sie schon lange im Außen vielleicht vergeblich gesucht haben.

Bevor Sie dann wieder in den Alltag hinaustreten, werden Sie sich ganz langsam Ihres Körpers, des Ortes, an dem Sie sich befinden, und der Tageszeit bewusst, atmen einige Male ganz tief ein und aus, strecken und dehnen sich und gehen dann gestärkt den Dingen in Ihrem Leben nach, die

Sie für eine kurze Zeit während der Verabredung mit sich selbst unterbrochen haben.

Studien konnten zeigen, dass der Darm mit unserem Gehirn auch über Mikroben, also auf biologischer Basis kommuniziert. Die Forscher nennen die Verbindung deshalb auch »Mikrobiom-Hirnachse«. Das Darm-Mikrobiom besteht aus über 1000 Bakterienarten und umfasst zehnmal mehr Zellen als der gesamte menschliche Organismus. Konkret bedeutet dies, dass Signale aus dem Darm Auswirkungen auf unser mentales und emotionales Befinden und Verhalten haben. Störungen des Magen-Darmtraktes können demnach auch psychische Störungen nach sich ziehen. So verwundert es nicht, dass Achtsamkeitsmeditation sich auch positiv auf funktionelle Erkrankungen des Magen-Darm-Trakts[49] auswirkt. Wussten Sie, dass der größte Nerv des sogenannten parasympathischen Teils des autonomen Nervensystems, der Nervus vagus, zu 90 % aus Fasern besteht, die Impulse aus den Eingeweiden hinauf ins Gehirn senden[50]? Das zentrale Nervensystem erhält also ungleich mehr Informationen aus dem Bauch, als es diesem nach unten sendet.

Forschungsergebnisse zum Zusammenhang von Meditation und Gehirn zeigen, dass sich durch Meditation Veränderungen in Gehirnstrukturen und Gehirnfunktionen ergeben. Die Veränderungen im Geist werden hier offensichtlich auch im Materiellen sichtbar. Damit hätten wir eine Methode an der Hand, die jeder Mensch ohne fremde Hilfe, ohne Kosten und ohne besondere Fähigkeiten und zudem noch jederzeit an jedem Ort nutzen kann, um sich zu verändern, um für sich selbst etwas zu tun.

---

49 Aucoin, M., Lalonde-Parsi, M.-J., & Cooley, K. (2014). Mindfulness-Based Therapies in the Treatment of Functional Gastrointestinal Disorders: A Meta-Analysis. Evidence-Based Complementary and Alternative Medicine, 2014, e140724. http://doi.org/10.1155/2014/140724

50 Caspary WF et al., (1999) Darmkrankheiten: Klinik, Diagnostik und Therapie, Springer-Verlag

In der Sprache der Wissenschaft bezeichnet man dieses Phänomen als *Selbstwirksamkeit*. Und wir wissen auch, dass diese Fähigkeit im Gesundungs- und Heilungsprozess eine überaus große Rolle spielt. Warum sagen wir, ohne besondere Fähigkeiten? Warum sollte man dann ein Buch darüber schreiben bzw. lesen oder ein Seminar oder einen MBSR-Kurs besuchen, wenn es doch so einfach ist?

Die Experten nennen es eine *inhärente Fähigkeit* des Menschen, aufmerksam und achtsam zu sein. Das Problem ist nur, dass wir diese Gabe im Laufe unseres Lebens nicht wirklich nützen, nicht einüben und gewissermaßen übersehen. Wir sehen nur, was wir bereits kennen.

Auch Dank der enormen wissenschaftlichen Anstrengungen und Erkenntnisse der Neurobiologie, der Psychologie, der Medizin und anderer Disziplinen in den letzten Jahren sind wir in der der glücklichen Lage, dass dieses Wissen zum Allgemeingut geworden ist und obendrein noch »wissenschaftlich belastbar« ist.

Aus der Hirnforschung ist seit einigen Jahrzehnten bekannt, dass Hirnnervenzellen, die zusammen feuern, sich einerseits auch vernetzen und andererseits vernetzte Hirnnervenzellen auch zusammen feuern (Hebbsches Gesetz).

Für das tägliche Leben bedeutet dies, dass wir, wenn wir uns verändern wollen, auch lernen müssen, neu zu denken, zu fühlen und zu spüren.

Und die gute Nachricht ist, dass dies mit beharrlicher Übung gelingen kann. Denn dann werden automatisch mit der Zeit neue neuronale Verbindungen geschaffen, die sich wiederum neu verdrahten und neue Entladungsmuster hervorbringen. Diese physiologischen oder anatomischen Veränderungen erleben wir wiederum als veränderte Denkgewohnheiten, Emotions- und Verhaltensmuster.

Um dies zu verstehen, ist es bedeutsam und wichtig zu wissen, dass sich als Reaktion auf die gesteigerte Intensität der Synapsen (das sind die Verbindungen zwischen zwei Nervenzellen), die wiederholt feuern, nicht nur die Gehirnstruktur ändert[51], sondern dass vielmehr durch Übung und neue Erfahrung sogenannte neurale Stammzellen dazu angeregt werden, sich zu teilen[52].

Den ersten Vorgang bezeichnen wir als Synaptogenese, den zweiten als Neurogenese. Lange Zeit war die Wissenschaft der Meinung, dass Nervenzellen im Gehirn nicht fähig sind, sich zu erneuern. Das Gegenteil ist der Fall und eröffnet ungeahnte Möglichkeiten unserer Einflussnahme auf diesen Prozess im Positiven wie im Negativen. Aus neurobiologischer Sicht nennen wir dies *Neuroplastizität*.

Achtsamkeitsübung
Verbindung von Kopf, Herz und Bauch herstellen
Beginnen Sie in der oben beschriebenen Weise.

Nachdem Sie sich die Zeit gegönnt haben, im jetzigen Augenblick anzukommen, nehmen Sie Kontakt mit Ihrem Körper auf.

Lassen Sie sich von Ihrer inneren Körperweisheit führen. Sie werden genau dort landen, wo es gerade richtig und wichtig ist.

Spüren Sie zuerst die Oberfläche, Ihre Haut, die Stellung Ihrer Gelenke, die Spannung Ihrer Muskeln, den Umfang Ihrer Gliedmaßen, was auch immer. Und verweilen Sie dann ein wenig.

Lenken Sie nach und nach Ihren Atem in diesen Ort, an diese Stelle, egal um was es sich handelt, es kann auch ein inneres Organ sein, eine Verhärtung in der Bauchgegend, ein Ziehen im Brustkorb oder auch ein Ohrgeräusch.

---

51 Lazar SW et al., (2005) Meditation experience is associated with increased cortical thickness. Neuroreport. 28;16(17):1893-7

52 Song H et al., (2002) Astroglia induce neurogenesis from adult neural stem cells, Nature 417, 39-44

Lassen Sie Ihren Atem seinen eigenen Weg dorthin finden. Er wird sich zuerst diesem Ort annähern, vielleicht ihn umkreisen und nach und nach immer tiefer eindringen und erkunden, ihn gleichsam einnehmen.

Mit der Zeit werden Sie feststellen, dass sich zu dieser Stelle oder dem Organ eine Empfindung gesellt, anfänglich vage nur und unbestimmt, dann aber immer klarer und eindeutiger. Lassen Sie auch dies einfach nur zu.

Sie müssen nichts dafür oder dagegen tun.

Und plötzlich ist da ein Gedanke, ein Geistesblitz, eine Erinnerung oder ein anderes mentales Konstrukt. Vermischt mit Ihrer ausgewählten Körperstelle, mit dem Atem, mit Ihren Gefühlen.

Und wenn Sie mögen, dann verbleiben Sie in dieser Gleichzeitigkeit von atmen, spüren, fühlen und denken.

Genießen Sie den Zustand, stiller Beobachter eines Prozesses zu sein, den wir Leben nennen. Ohne Bewertung, ohne Urteil.

Und vielleicht freuen Sie sich an der Intelligenz, an dem Einfallsreichtum Ihres Körpers und Geistes und schließlich an dem Wunder, das sich hier offenbart. Einfach so. Indem Sie hier sitzen oder liegen und einfach nur sind.

Von Jeru Kabbal[53], spiritueller Lehrer und Mystiker, stammt der Ausspruch, wenn wir im Moment kein Problem haben, dann haben wir halt keines. Dies ist vielleicht ein Schlüsselsatz für ein Leben im Augenblick. Und meistens ist der momentane Augenblick nicht mal so übel, oftmals sogar angenehm und mitunter unterstützend.

Die Probleme entstehen in unserem Kopfkino häufig erst dann, wenn wir mental mit Hochgeschwindigkeit in die Zu-

53 Kabbal J. (1992) Quantum Light Breath 2, The Clarity Project

kunft düsen, in Befürchtungen, Ängste, schreckliche Szenarien und Horrorvisionen. Oder wenn wir der Vergangenheit (auch der unserer Vorfahren und Ahnen, die wir transgenerational mitbekommen haben) nachhängen, Altes wiederkäuen und nicht loslassen können aus Gram und in Trauer und Depression.

Aber wir haben die Fähigkeit und die Wahl eines alternativen Weges. Wir können einen Bereich in unserem Körper zwischen Kopf und Bauch aufsuchen, der eine andere Qualität eröffnet. Unser Herz. Dies ist eine Mitte, die verbindet, anstatt zu trennen. Die versöhnt, anstatt zu spalten. Ein Mittelpunkt, der als unser emotionales Zentrum verstanden werden kann. Diese Beschreibung mag im Rahmen einer Analogie richtig und korrekt sein, nicht aber im streng wissenschaftlichen Sinn. Dennoch überblicken wir von diesem Standpunkt aus tatsächlich mehr, sind ausgestattet mit der Fähigkeit, sowohl zu denken als auch zu fühlen und gleichzeitig zu spüren. Wir entfalten von dort aus unser gesamtes Potenzial. Ein Potenzial, das uns hilft, unser Wissen mit Weisheit (auch und insbesondere der Körperweisheit) zu vereinen.

Auf der neurobiologischen Betrachtungsebene hat man mittlerweile ein Hirnareal identifiziert, das vermutlich in der Lage ist, eine solche neuronale Verbindung zwischen den unterschiedlichen Hierarchien herzustellen. Der vorderste Abschnitt der Großhirnrinde gilt als der Ort, an dem sich Vergangenheit und Zukunft treffen.

Es handelt sich um den präfrontalen Cortex (PFC). Er ist ein besonderes Integrationszentrum, das nicht nur für Informationsverarbeitung, Arbeitsgedächtnis und Fokussierung von Aufmerksamkeit zuständig ist, sondern auch das Verhalten und unsere Emotionen im Kontext mit unserer Umwelt reguliert und überdies einen Einfluss auf unsere soziale Intelligenz hat[54].

54 Bauer Joachim, (2015) Selbststeuerung, Blessing-Verlag

b. Steuert der Geist die Materie?

Wer steuert denn diesen physischen Megacomputer, der nicht allein im Gehirn sitzt? Die Antwort lautet: niemand! Das fundamentale Prinzip der Natur ist die Selbststeuerung und die Selbstorganisation. Dies bedeutet, dass sich alle beteiligten Systeme in einem sogenannten autopoietischen Prozess gegenseitig hervorbringen, organisieren und regulieren.

Vielleicht kann uns bei dieser Frage aber die Placebo- und Noceboforschung weiterhelfen. Sie alle haben schon davon gehört oder gar eigene Erfahrungen damit gemacht. Es handelt sich hierbei um pharmakologisch unwirksame Substanzen, Scheinmedikamente, die keinen chemischen Wirkstoff besitzen und vor allem in der Wirksamkeitserprobung von Medikamenten in der pharmazeutischen Forschung zum Einsatz kommen.

Aus zahlreichen Untersuchungen[55] wissen wir, dass diese chemisch unwirksamen Substanzen eine beachtliche Wirkung haben können. Bei der Migränebehandlung etwa konnte eine Placebowirksamkeit von 30 % bei Erwachsenen und sogar von 48 % bei Kindern festgestellt werden. Ist das nicht erstaunlich? Sehen wir den menschlichen Organismus nur als eine komplexe physiologische Maschine, dann dürfte es dies eigentlich gar nicht geben. Und doch erleben wir derartige Wirkungen in unseren therapeutischen Praxen tagtäglich. Parkinsonerkrankte konnten plötzlich selbständig wieder gehen in dem Moment, da sie sich in einer lebensbedrohlichen Situation befanden[56]. Es gibt Hinweise darauf, dass Schmerzpatienten ihre unerträglichen Rückenschmerzen verloren haben, nachdem sie eine Lösung mit Kochsalz in die Vene gespritzt bekommen hatten[57].

---

55 Jütte, Robert; Thürmann, Petra (2014) Placebo: Wirkungen sind messbar, Dtsch Arztebl 2014; 111(21)

56 Jörg Blech, in: DER SPIEGEL 21/2013, Heilen mit dem Geist.

57 Desnizza, V. and Pain Research Group Baden-Baden. A non-specific activa-

Eine jüngst veröffentlichte Studie zeigt, dass Patienten mit Parkinson durch ein teureres Scheinmedikament (Placebo) deutlich mehr profitierten als durch ein billigeres[58]. Nun muss man wissen, dass bei der Parkinsonerkrankung der Botenstoff Dopamin im Gehirn verringert ist, der für unsere Erwartungs- und Belohnungshaltung zuständig ist.

Bereits im Jahre 2002 kam eine in einer hochrangigen medizinischen Fachzeitschrift veröffentliche Studie zu dem Ergebnis, dass eine Scheinoperation (es wurde nur ein oberflächlicher Hautschnitt gesetzt) am Knie keine schlechteren Resultate lieferte als wenn das Kniegelenk eröffnet und eine Gelenkspülung bzw. eine Knorpelglättung durchgeführt wurde[59].

Erst wenn wir dem Geist, der die Erwartungshaltung kreiert, der dem ganzen Geschehen Sinn und Bedeutung verleiht, denselben Rang zugestehen wie der Materie, dem Körperlichen, wenn wir beide als gleichberechtigt und zusammengehörig betrachten, erst dann begreifen wir, warum sogenannte Placeboeffekte wirken.

Die Energie folgt der Aufmerksamkeit – Dort, wo wir unsere Aufmerksamkeit hinlenken, dort spielt, salopp ausgedrückt, die Musik.

Wenn wir mit unseren Gedanken und Gefühlen unsere Physiologie beeinflussen können, dann ist es letztendlich eine Frage des Wollens, dies auch praktisch umzusetzen. Und damit sind wir wieder bei dem angelangt, was wir meditieren nennen.

---

tion of the peripheral nerve-branches in chronic pain syndrome with long-lasting pain-relieving effect. A clinical study of 796 patients, In »Proceeding of the free papers of the 7th International symposium. Pain Clinic, 1996« p.1-4. Management of Pain – a World Perspective II, 29-33. 1998.

58 Espay AJ et al., (2015) Placebo effect of medication cost in Parkinson disease: a randomized double-blind study. Neurology. 2015 Feb 24;84(8):794-802

59 Moseley, J. B., O'Malley, K., Petersen, N. J., Menke, T. J., Brody, B. A., Kuykendall, D. H., … Wray, N. P. (2002). A controlled trial of arthroscopic surgery for osteoarthritis of the knee. *New England Journal of Medicine*, 347, 81-88

In der Meditation richten wir unsere Gedanken und Gefühle aus, wir fokussieren sie, bündeln sie wie ein Laserstrahl. Und Sie alle wissen von der Wirksamkeit der Laserstrahlen, diesen energiereichen und kohärenten Lichtquanten, die sogar Stahl zerschneiden können.

Doch Vorsicht ist geboten, denn Laserstrahlen können auch schädigen und mitunter zerstören. Wir tun gut daran, uns sehr genau zu überlegen, worauf wir unsere Aufmerksamkeit richten, denn dort entsteht ja bekanntlich die Energie.

Diese Energie, die heilen und auch zerstören kann. Thich Nhat Hanh beschreibt es in einem sehr anschaulichen Bild. Er sagt sinngemäß, wir haben alle Samen in uns. Die Samen des Hasses, der Wut, des Neids, aber wir haben auch die Samen des Mitgefühls, der Geduld und der Liebe in uns. Diejenigen Samen werden wachsen und gedeihen, die wir regelmäßig gießen. Die anderen werden vertrocknen und vergehen.

Deshalb benötigt Achtsamkeit, also diese besondere Form der Aufmerksamkeit, eine Intention, eine Ausrichtung und eine Entscheidung.

Meditation in unserem Sinne ist also nicht Selbstzweck. Erst durch eine Absicht und die Entscheidung für das Lichtvolle und Heilsame wird sie selbst lichtvoll und heilsam. Ansonsten kann auch sie missbraucht werden.

c. Innenschau oder Ausschau – eine Frage des Standpunkts

Im ersten Schritt ist es deshalb unerlässlich, sich Klarheit zu verschaffen über die Beweggründe, die Motivation und die Ziele für unsere Unternehmung, die wir meditieren nennen.

Nach meiner langjährigen Erfahrung finden Menschen häufig zur Meditation, weil sie ein Defizit verspüren. Es ist ihnen etwas in ihrem Leben abhanden gekommen. In der Kombination als Arzt und Meditationslehrer begegnen mir naturgemäß häufig Menschen, die etwas sehr Wesentliches verloren haben, ihre Gesundheit. Dies klingt erstmals nicht spektakulär, eher alltäglich und normal. Doch bei näherem Hinsehen und Hinhören fällt einem auf, dass sich hinter dem, was sich als sogenannte Krankheit im Außen zeigt, nicht selten eine innere Leere, gleichsam ein Hohlraum befindet, der durch das, was wir Krankheit nennen, gefüllt, gekittet oder auch zugedeckt wird. Aus dieser Perspektive bekommt eine Erkrankung, ein Leiden einen völlig neuen Zusammenhang und möglicherweise einen verborgenen Sinn.

In dieser Phase des Lebens mit der Meditation zu beginnen, kann zwar sehr hilfreich und nicht zuletzt heilsam sein, benötigt aber zuerst einmal eine mutige Entscheidung. Denn durch die Hinwendung nach innen wird dieser innere Mangel, dieser Hohlraum, vielleicht erstmalig im Leben in seinem ganzen Ausmaß sichtbar und fühlbar. Was wir lange Zeit verleugnet, kaschiert und übertüncht haben mit Arbeit und Aktivismus, genau dies schaut uns unmaskiert und in seiner ganzen Not unverhohlen an.

Um aus diesem Mangel, diesem Schmerz und diesem Elend, all diesem Mist wieder ein blühendes Blumenbeet zu machen, bedarf es einer tiefgreifenden Transformation. Es genügt nicht, ausschließlich auf intellektueller Ebene zu erkennen, was da los ist. Wir müssen dies mit unseren tieferen Schichten unseres Seins fühlen und spüren. Denn die Impulse für Veränderung, für den Mut und die Kraft des Neuen, des Heilsamen, kommen von genau dort, den unbewussten Anteilen unserer Seele und von unserem Herzen. Es ist also notwendig den Blick nach innen, auf das Ungelöste, das Schwere und Dunkle, unsere eigenen Schatten zu richten. Dazu bedarf es einer Entscheidung. Und es gehört Mut und Vertrauen dazu. Selbstverständlich kann man segeln auch bei hoher Windstärke lernen. Einfacher wäre es jedoch, in seichtem und ruhigem Gewässer damit zu beginnen.

Jetzt verstehen Sie vielleicht auch besser den Ausspruch von Jon Kabat-Zinn, Meditation sei nichts für Feiglinge.

Und auch Geduld ist unerlässlich, denn unsere Überlebensanteile werden mit hoher Wahrscheinlichkeit nicht einfach so den Blick in die Tiefe unserer Seele, in das Verborgene und zeitlebens Versteckte, freizügig preisgeben.

Auf die weiteren Grundpfeiler für eine gelingende Meditation werden wir zu einem späteren Zeitpunkt nochmals eingehen.

Meditierende und Kursteilnehmer berichten unisono von der Erfahrung, dass es dann in ihrem Geist richtig turbulent und laut wird, wenn sie den Entschluss gefasst haben, sich in eine Meditation zu begeben. Dann wird die Affenbande renitent. Dann schießen Gedanken wie wild um sich. Was vergessen wurde, zu erledigen. Welcher Einkauf noch unbedingt getätigt werden muss. Was man dem Partner, dem Nachbarn oder auch dem Vorgesetzten schon lange hätte sagen wollen. Diese Liste ließe sich endlos fortsetzen. Wir alle kennen diese Geschichten, auch ohne dass wir dazu meditieren müssen. Die Wissenschaftler sprechen in diesem Zusammenhang auch von »neuronalem Geschwätz«.

Die Reise der Innenschau ist ein Abenteuer, dessen Weg und Verlauf wir nicht voraussehen können. Es geht dabei um den Weg selbst.

Wir können uns auf genau diesen Weg machen, der mit dem ersten Schritt beginnt. Aus praktischer Erfahrung ist es sehr unterstützend zu wissen, dass jede Meditation, jeder neue Tag wieder ein Neubeginn ist, ohne zurückzuschauen oder zu grübeln, was war. Dies nennen wir den Anfängergeist zu bewahren.

Geh den Weg nach innen!

Beginnen Sie Ihre Meditation in der schon bekannten Weise.

Nach einigen Minuten der Sammlung richten Sie Ihre Aufmerksamkeit auf Ihren Atem.

Nehmen Sie wahr, ob er ruhig, tief und doch sanft fließend daherkommt oder ob er oberflächlich, schnell und gepresst erscheint.

Wenn sich Ihr Atem nach und nach beruhigt hat, dann lenken Sie Ihre Wahrnehmung ganz behutsam auf Ihren Brustkorb. Der Atem ist schon aus anatomischen Gründen mit dem Brustkorb verbunden.

Nun aber lassen Sie Ihren Atem über die Grenzen der beiden Lungenflügel hinaus in Richtung Ihr Herz fließen. Lassen Sie ihm seinen freien Lauf. Zwingen und drängen Sie ihn nicht.

Aber bleiben Sie gleichzeitig mit Ihrer Aufmerksamkeit bei und vielleicht in Ihrem eigenen Herzraum.

Und beobachten Sie einfach, ob der Atem wie von selbst Ihr Herz durchströmt, oder ob er es umfließt und sich anfänglich nur zögerlich diesem annähert. Und nehmen Sie wahr, wie Ihr Herz darauf reagiert, so um- und vielleicht durchflossen zu werden von Ihrem eigenen warmen und lebendigen Atem.

Tauchen Sie zusammen mit Ihrem Atem immer tiefer in Ihr eigenes Herz ein und spüren Sie die Energie, die sich offenbart.

Sie müssen nichts erzwingen, erreichen oder verändern.

Einfach nur da sein, ganz Ohr, ganz präsent und offen, für das was sich zeigt. Verweilen Sie dort, wo Ihr Atem Sie hinführt und lauschen Sie auf die Signale, die von dort drinnen kommen.

Wenn Sie in diesem Moment gar nichts wahrnehmen, so ist dies vollkommen in Ordnung.

Seien Sie einfach offen für den Moment, in dem Ihr Herz mit Ihnen spricht.

Auf dem Weg zum Zentrum, zur Mitte, begegnen uns manchmal angstmachende und furchteinflößende Drachen. Häufig genügt es, diese wahrzunehmen und ihnen schlichtweg dafür zu danken, dass sie sich in unseren Dienst gestellt haben, für uns gekämpft haben und mutig waren. Manchmal werden diese Drachen dann zu Prinzessinnen oder Prinzen. Oftmals dürfen wir nach genauem Hinschauen erkennen, dass diese Drachen nur Phantasiedrachen waren, unsere eigenen Schöpfungen, die sich verselbstständigt haben, entstanden in einer Phase unseres Lebens, da wir Schutz brauchten und diesen aus unterschiedlichen äußeren oder inneren Gründen nicht hatten.

Meditierende berichten auch von Durststrecken, öden Weiten und langweiligen Phasen, in denen sich rein gar nichts zu ereignen scheint.

Schätze lassen sich im Allgemeinen nicht einfach so finden. Der Schatzsucher benötigt Ausdauer, eine unerschütterliche Motivation und die Vision oder den festen Glauben, dass es überhaupt einen Schatz zu finden gibt. Ähnlich verhält es sich mit der Meditation.

Aus eigener Erfahrung kann ich nur zu gut bestätigen, dass die Reise in unser Inneres häufig gepflastert ist mit Schwierigkeiten und Hindernissen. Dies beginnt schon mit äußeren Einflüssen. Keine Zeit, keine Ruhe, kein Ort, an dem wir in die Stille kommen können. Aber auch innere Widerstände tun sich auf wie schlagartig einsetzende Müdigkeit, Lustlosigkeit oder gar eine starke Abneigung allein schon gegen den Gedanken, sich jetzt zur Meditation zurückzuziehen. Es gibt schließlich Wichtigeres zu tun, immer, und gerade jetzt sowieso. Der richtige Zeitpunkt, der passende Ort, die nötige Stimmung ist nie.

Umgang mit Hindernissen im Übungsalltag
Experimentieren Sie mit dem Zeitpunkt am Tag, der für Sie persönlich der Geeignetste für Ihre Meditationszeit ist.

Wenn Sie den passenden Zeitpunkt gefunden haben, dann versuchen Sie, diesen einzuhalten.

Stehen Sie etwas früher auf, reservieren Sie eine Zeit in Ihrem Terminplaner, terminieren Sie eine regelmäßige Verabredung mit sich selbst. Die kann frühmorgens sein, in der Mittagspause oder auch nach der Arbeit.

Viele Menschen sind am späten Abend vor dem Schlafengehen vom Tagesgeschäft zu erschöpft, um wirklich noch meditieren zu können.

Verteidigen Sie diese Zeit, auch wenn so manche Zeiträuber auftauchen und versuchen werden, Ihnen diese Zeit zu stehlen.

Nehmen Sie sich wichtig! Wenn wir die Verabredung mit uns selbst versäumen, verpassen wir womöglich unser Leben.

Experimentieren Sie auch mit unterschiedlichen Positionen. Sie können im Sitzen, im Liegen oder auch im Stehen oder Gehen meditieren.

Hören Sie auf Ihr Inneres, folgen Sie den leisen Impulsen, die Ihnen den Weg weisen.

Wenn Sie an einem Tag tatsächlich keine Zeit zum formalen Meditieren haben, dann seien Sie an diesem Tag besonders achtsam in Ihrem Alltag.

Machen Sie kleine Atempausen. Machen Sie aus dem Weg zum Auto oder zum Bus eine Gehmeditation. Schließen Sie an der roten Ampel kurz Ihre Augen und verbinden sich mit Ihrem Körper. Werden Sie sich in der Kaffeepause Ihrer Gefühle oder Gedanken gewahr. Nur für einen Moment. Immer wieder.

Der Grad der Achtsamkeit wird mit der Zeit steigen und Sie werden immer bewusster.

Wenn Sie an einem Tag wirklich gar keine Lust für eine Meditation haben, dann versuchen Sie zu ergründen, weshalb diese Aversion oder Abneigung vorhanden ist. Müssen

Sie sich ablenken oder dürfen Sie nicht zur Ruhe kommen, weil sonst vielleicht Unangenehmes, bislang Verdrängtes oder Beunruhigendes hoch kommen könnte?

Verurteilen Sie sich nicht dafür. Seien Sie nachsichtig mit sich selbst.

Entscheidend ist zu erkennen, dass nicht unbedingt äußere Gründe Sie daran hindern, zur inneren Einkehr zu kommen, sondern dass Ihr Unbewusstes gewichtige und gute Gründe dafür hat.

Vielleicht gelingt es auch, in einen inneren Dialog einzutreten, die einzelnen Fraktionen und Mitglieder Ihrer inneren Familie anzuhören und danach nochmals eine kluge und vielleicht andere Entscheidung zu treffen – eben doch zu meditieren, trotz der scheinbaren Müdigkeit oder der vordergründigen Abneigung.

Und denken Sie an den Anfängergeist. Jeder Moment ist neu, frisch und unbelastet von den Ereignissen der Vergangenheit, egal wie schlecht oder gut Sie waren. Und damit eröffnet er ein Potenzial für eine völlig neue Erfahrungswelt.

Wie innen, so außen. Wenn wir also das Außen verändern wollen, zum Beispiel ein körperliches Symptom loswerden wollen, wäre es da nicht klug, im Innen zu beginnen. Erst die Innenschau, die Reise zur Mitte, zeigt uns, was sich an den Rändern ringsumher befindet, was wichtig und vorrangig ist, was zuerst getan werden muss, und was danach kommt.

Wer die Mitte findet, sieht das Ganze.

Innen, im Zentrum angekommen, ist es ein Leichtes, gelassen und voller Energie den Blick geduldig schweifen zu lassen und nicht anzuhaften an jenem und diesem, an den Verführungen, die sich manchmal gut zu tarnen wissen.

Und dann ist es auch Zeit, wieder hinauszugehen ins reale Leben, in die ganze Katastrophe, wie Kabat-Zinn sagt, um dort all das Gelernte und Erfahrene nutz- und heilbringend anzuwenden und umzusetzen.

Der Erfahrungsbericht einer Kursteilnehmerin in einem achtwöchigen MBSR-Kurs, Frau J. S., ist mir immer noch in lebhafter Erinnerung. Als wir am 6. Kursabend die Gehmeditation praktizierten, war die Resonanz sehr gemischt. Manche der Meditierenden beschrieben neue und bisher unbekannte Erfahrungen, die sie bei dieser etwas anderen Art zu gehen gemacht hatten. Andere wiederum sahen keinen wirklichen Sinn in dieser Übung.

Frau J. S. erzählte Folgendes:
Anfänglich eher widerwillig absolvierte ich die als Hausaufgabe aufgetragene Gehmeditation im Garten unseres Grundstücks. Am Ende der Gehstrecke blieb ich stehen, um mir bewusst zu machen, dass ich jetzt gleich den Entschluss fassen werde, mich umzudrehen, indem ich zuerst mit einem Bein eine Kehrtwendung meines Körpers einleiten werde, um dann mit dem anderen Bein, mit der Hüfte und zuletzt mit dem Rest meines Körpers dieser Umwendebewegung zu folgen. Und in diesem Augenblick geschah etwas Sonderbares. Plötzlich hatte ich das Gefühl, dass ich nirgendwohin gehen müsse, keinen nächsten Schritt tun, nichts machen solle. Es war ein sehr neues, ein wunderbares Gefühl von tiefem innerem Frieden. Nichts Zukünftiges, nichts Vergangenes, nur reines Sein im gegenwärtigen Moment. Ich hatte keinen Impuls, irgendetwas anderes zu tun. Ich war im Frieden angekommen in diesem Augenblick.

d. Die Neurobiologie des Glücks – ist Glück eine Fertigkeit?

Das Glück fällt einem zu, sagen wir. Und wer es fassen will, dem entgleitet es unverzüglich. Benötigen wir eine andere Art von Instrumentarium, um Glück zu begreifen? Verscheuchen wir es womöglich, wenn wir mit unserem Alltagsbewusstsein versuchen, es zu fassen? Man kann Stress als ein Spannungsfeld verstehen, das immer dann entsteht, wenn wir greifen, festhalten oder vermeiden, abwehren wollen. Ist es also wirklich klug, wenn wir es ungefiltert und unkontrolliert zulassen, wenn unser Geist sich manche Dinge einverleiben möchte und andere wiederum strikt ablehnt? Könnte, so betrachtet, Glück nicht auch eine Form des Handeln beinhalten, mit Bedacht hinzuschauen, zu prüfen und dann bewusst zu wählen, was wir haben wollen und was nicht, welches unsere eigentlichen Bedürfnisse sind und was uns letztendlich zufrieden werden lässt?

Man kann Achtsamkeit auch als mittleren Weg beschreiben, als Ausweg zwischen den beiden Extremen, zwischen Gier und Aversion. Durch die Praxis der Achtsamkeit und einem damit verbundenen Innehalten öffnet sich ein innerer Raum, der zwischen dem äußeren Reiz einerseits und unserer Reaktion andererseits, entsteht.

Achtsamkeit
↓
Reiz → innerer Raum → Reaktion

Wenn wir diesen Raum entdecken und lernen, ihn für uns nutzbar zu machen, kann sich dadurch unser Schicksal verändern. In diesem Raum haben wir die Freiheit, abzuwägen, hinein zu spüren, auf tiefere Quellen zurückzugreifen, und vielleicht auch verschüttete Ressourcen anzuzapfen, um dann eine gereifte Entscheidung zu treffen.

Wir messen inzwischen in der täglichen Arbeit unserer Praxis routinemäßig die Botenstoffe, die sogenannten Neurotransmitter. Allen voran das Serotonin, das Glückshormon und das Dopamin, das Belohnungshormon. Wenn diese Werte in einem oberen Messbereich liegen, tendieren wir im Allgemeinen zu der Annahme, dass diese Menschen tatsächlich auch glücklich sind. Optimistisch, voller Tatendrang und psychisch gesund.

Im Rahmen eines achtwöchigen MBSR-Kurses führten wir eine Beobachtungsstudie hinsichtlich der Veränderungen des Cortisol-Tagesprofils (gemessen im Speichel) durch. Zu Beginn und am Ende des Kurses wurde bei den Teilnehmern das Cortisol-Tagesprofil (die Proben werden um 8, 12 und 18 Uhr abgenommen) im Speichel gemessen. Die Höhe des Cortisols korreliert mit dem Stressniveau. Zu hohe Werte signalisieren häufig ein erhöhtes Stressgeschehen, zu niedrige Werte können auf eine Erschöpfung hindeuten. Ein Teilnehmer eines MBSR-Kurses, selbständiger Zahnarzt mit Zeichen einer Erschöpfung und beginnender Depression, hatte zu Beginn Cortisolwerte von 18 – 2,3 – 2,5 ng/ml (Normwerte: 4-12 / 1,5 – 5,0 / 0,4 – 1,5), was im Zusammenhang mit seinen Schilderungen auf einen chronischen Stresszustand schließen ließ. Wenn eine stressbeladene Situation lange genug anhält, ohne dass wir für uns eine befriedigende Lösung gefunden haben, wird vom Organismus dieses hochpotente Hormon mit zahlreichen Folgen für den Körper und die Psyche ausgeschüttet.

Was war nun im Verlauf dieser acht Wochen geschehen? Das Tagesprofil des Stresshormons hatte sich deutlich verändert. Diesmal jedoch zum Besseren. In Richtung Gesundheit. Die Werte beliefen sich auf 4,08 – 3,03 – 1,78 ng/ml, also auf ein Normalmaß. Und das Ganze ohne sonstiges Eingreifen, ohne Medikamente oder eine andere Art der therapeutischen Intervention.

Kommen wir noch einmal zurück zum Phänomen Glück. Aus zahlreichen wissenschaftlichen Untersuchungen wissen wir, dass materieller Reichtum, Geld und Luxusgüter allein nicht nachhaltig glücklich machen. Sie verschaffen uns eine Zeit lang das Gefühl von Sicherheit, können unser Selbstwertgefühl aufbauen, uns attraktiver machen für unsere Mitmenschen. Was aber offensichtlich durch Geld nicht gelingt, ist ein Gefühl von Zufriedenheit, von innerem Frieden entstehen zu lassen. Was wir an diesen Beobachtungen immer wieder sehen können ist, dass Glück anscheinend nicht stabil oder von längerer Dauer ist. Und es ist vermutlich so, dass unsere Suche und unser alltägliches Streben nach einem stabilen anhaltenden Glück uns daran hindert, das Glück dort zu finden wo es bereits ist.

Wenn man Menschen ganz privat danach befragt, was denn Glück für sie bedeutet, ist man bisweilen erstaunt über die Antworten: das gemeinsame Frühstück mit der Familie, das gemeinsame Pausenbrot mit den Kollegen im Betrieb, das Lesen eines Buches im Schatten eines Baums, der Espresso im Straßencafé, das Lächeln der Arzthelferin vor der Blutabnahme, der warmherzige Blick des Therapeuten vor der Besprechung eines Untersuchungsbefundes, die offengehaltene Türe im Aufzug, die nicht erzwungene Vorfahrt im Straßenverkehr. Sie wissen es aus eigener Erfahrung, diese Liste könnten wir unendlich fortführen.

Was dabei auffällt ist, dass es keine großen Dinge sind, sondern Alltäglichkeiten, Kleinigkeiten, oftmals flüchtige Erlebnisse. Aber wir erkennen diese nur dann, wenn wir aufmerksam sind. Sonst rauschen all diese Begebenheiten an uns vorbei wie in Trance, oder, wie Kabat-Zinn sagt, im *Autopilotenmodus*. Nur im bewussten Sein, im Seinszustand, der uns so schnell zu entgleiten droht, werden wir der wahren Fülle des Lebens gewahr.

Und in meiner ärztlichen Tätigkeit sehe ich Tag für Tag, dass vor allem ein Gefühlszustand dazu geeignet scheint, Gesundheit über lange Zeiträume zu erhalten, und das ist Zufriedenheit. Zufriedenheit meint in diesem Kontext in Frieden sein mit sich selbst und mit der Welt. So unvollständig und fehlerhaft beide Seiten auch sein mögen. Deshalb neige ich zu dem Ausspruch: *Zufriedenheit heilt.*

Dies ist ein zentrales Anliegen von Achtsamkeit. Sich selbst anzunehmen, in dieser ganzen Unvollkommenheit und Fehlerhaftigkeit. Und zugleich auch die Welt anzunehmen, in ihrer ganzen Schlechtigkeit, Rohheit und Grausamkeit. Nur für den Moment. Denn Annehmen bedeutet nicht gleichzeitig auch Hinnehmen.

Annehmen bedeutet nicht Hinnehmen.

Wir können die Vergangenheit nicht mehr ändern. Die Gegenwart ist das Resultat vergangener Handlungen. Aber wir können die Zukunft gestalten und mitunter besser machen. Denn sie wird das Resultat unserer gegenwärtigen Handlungen sein.

Du bist, was du warst, und du wirst sein, was du tust.

Die Frage nach dem Ursprung und der Beeinflussbarkeit von Glück ist also gewissermaßen abhängig von der Definition des Begriffes selbst.

Ist das nicht äußerst spannend? Allein wie wir den Begriff definieren entscheidet also mit darüber, ob wir uns selbst und unser Leben als glücklich oder nicht einschätzen. Wir haben es also schon in diesem Stadium in der Hand, welche Richtung die Antwort einschlagen wird. Deshalb möchte ich Ihnen nochmals in Erinnerung rufen, dass wir auf unsere Gedanken achten sollten, denn sie könnten tatsächlich unsere Wirklichkeit werden.

Wir können also in aller Bescheidenheit festhalten, dass wir es zu einem Teil selbst steuern können, ob wir uns als glücklich einschätzen oder nicht.

Wenn wir heilsame und hilfreiche Seinszustände einüben, werden sich unsere Gedanken, Gefühle und Empfindungen, unser Geist in einer Weise ändern, die wiederum die Grundlage dafür bilden, dass sich dieser Kreislauf stabilisieren und erweitern kann.

Um den Physiker und Philosophen Stefan Klein zu bemühen: Wenn du glücklich sein willst, dann lerne zu geben und beginne jetzt[60]. Meiner Erfahrung nach sind hier nicht in erster Linie materielle Güter gemeint, sondern vielmehr Qualitäten wie Anteilnahme, Hilfsbereitschaft, Mitgefühl und nicht zuletzt Zeit.

Was ist Meditation?

Was nun genau Meditation ist, ist gar nicht so einfach zu beantworten, da es viele unterschiedliche Meditationsarten gibt. Die Gemeinsamkeit aller Praktiken ist, dass dabei bewusst und intentional versucht wird die eigene Aufmerksamkeit auf bestimmte Aspekte zu lenken und zu regulieren.

Meditation hat ihren frühesten nachgewiesenen Ursprung im asiatischen Raum. Interessanterweise existiert dort aber kein einheitlicher Begriff für Meditation. Oft werden aber Begriffe verwendet, die man am besten mit »sich vertraut machen« übersetzen kann. Gemeint ist damit, dass man das Bewusstsein mit bestimmten positiven Haltungen vertraut machen kann. Dahinter steckt die Beobachtung, dass unser menschlicher Geist von alleine meist das tut, mit dem er am besten vertraut ist. Haben wir uns den ganzen Tag beeilt und wollen abends abschalten, dann zeigt sich oft, dass der Geist den Modus der Eile noch fortsetzt. Das ist nicht überraschend, denn er hat sich ja den ganzen Tag darin »geübt«.

In diesem Sinne dient die Meditation dazu, in einem ungestörten Rückzugsraum gezielt einen förderlichen oder heilsamen Geisteszustand einzuüben, mit der Idee, dass man ihn dann auch im Alltag realisieren kann. Meditation wird bei uns oft als Rück-

---

60 Klein S., (2011) Die Anatomie des Glücks – Wie die guten Gefühle entstehen, Auditorium Netzwerk

zug und Selbstbezogenheit gesehen, doch das ist ein Missverständnis. Für die meisten Meditationspraktiken gehören stiller Rückzug und Realisierung dieser Zustände im Alltag zusammen. In diesem Sinne kann man Achtsamkeitsmeditation praktizieren, damit der Geist darin geübt ist und sich dann auch in stressigen und schwierigen Zeiten an die Haltung der Achtsamkeit erinnert. Oder man übt sich in der Mitgefühlsmeditation, um dann auch im Alltag und im Umgang mit anderen Mitgefühl entwickeln zu können.

Ein weiterer Anlass zu meditieren ist die Funktionsweise des eigenen Geistes zu erkunden. Denn dieser weist eine Eigendynamik auf, die offensichtlich nicht immer gezielt gesteuert werden kann. Das merken wir schon daran, dass wenn wir unsere Aufmerksamkeit auf den Atem lenken, dies zwar zunächst möglich ist, unsere Aufmerksamkeit sich aber schon bald wieder autonom nach anderen Inhalten umschaut. Nicht anders geht es uns mit unseren Gedanken, auch diese können wir auf ein bestimmtes Thema lenken, doch oft entwickeln sie dann auch dort ihre ganz eigene Dynamik. Wenn es einem gelingt, durch eine ausreichende Meditationspraxis eine stabile Aufmerksamkeit für diese inneren Prozesse zu entwickeln und über längere Zeit zu halten, kann man diese Dynamiken beobachten und ihre Gesetzmäßigkeiten erkennen. So kann ein vertieftes Verständnis des eigenen psychischen Funktionierens entwickelt werden.

Aus östlicher Perspektive ist diese Erkundung der Natur des Geistes zentral für die Erkenntnis der Welt. Denn alles, was wir erfahren und erkennen, wird ja durch unseren Geist mit seinen Eigenschaften erfasst und gestaltet. Die westliche wissenschaftliche Perspektive dagegen hat das Bewusstsein lange ausgeklammert und ignoriert. Hier herrschte die Vorstellung, dass Selbsterkundung und Selbstbeobachtung unzuverlässige Instrumente zur Erkenntnis sind.

Ein weiterer zentraler Aspekt östlicher Meditationstechniken ist, dass sie immer in einem spirituellen Kontext praktiziert werden. Mit Spiritualität ist hierbei gemeint, dass der Meditierende über diese Praxis versucht, sich selbst zu verändern und sich in einem positiven Sinne zu entwickeln. Somit dient die Meditation immer einem höheren Ziel, zum Beispiel dazu, Mitgefühl mit allen Lebewesen zu entwickeln. Dazu kommt, dass die jeweilige Praxis eng eingeflochten ist in eine religiöse oder spirituelle Gemeinschaft, die weitere Werte beinhaltet, die nicht von der Meditationspraxis zu trennen sind.

In unserer modernen westlichen Kultur begegnen wir nun aber auch nicht-spirituell motivierten Formen der Meditation. Es hat sich gezeigt, dass man diese Praktiken aus ihrem jeweiligen spirituellen Kontext herauslösen und einfach auch so praktizieren kann. Diese sogenannte Säkularisierung hat vielen Menschen einen Zugang zu diesen Techniken ermöglicht und zur Popularisierung der Meditation beigetragen. Praktizieren wir in diesem Sinne eine säkulare Meditation, ist es wichtig, sich selbst die Frage zu stellen, was wir damit eigentlich erreichen wollen.

Viele Menschen verbinden mit Meditation auch das Erlangen höherer Bewusstseinszustände und gehen davon aus, dass das Ziel jeder Meditation sei, mit dem Denken aufzuhören und in Verzückungszustände zu gelangen. Wenn sie dann selbst eine Meditationspraxis aufnehmen, decken sich die gemachten Erfahrungen meist wenig mit diesen Vorstellungen und es kommt zu Frustration. Hier muss zwischen einzelnen Meditationspraktiken unterschieden werden. Die in diesem Buch vorgestellte Achtsamkeitsmeditation verfolgt zum Beispiel keines dieser Ziele. Hier geht es weniger um eine Entrückung von der Gegenwart als um ein präsentes Sein im Hier und Jetzt. Tiefe Versenkungszustände dagegen entstehen meist aus stark fokussierenden Meditationstechniken, die der intensiven und langanhaltenden Übung bedürfen. Dies ist in einem lebhaften Alltag nur schwer zu realisieren. Hierfür bedarf es des zeitweiligen Rückzugs zum Beispiel in ein Schweige-Retreat.

5. Ist Heilung möglich?

a. Wer oder was soll geheilt werden

Gesundheit ist kein fixierter Zustand, sondern ein Prozess, ein Kontinuum, das sich ständig verändert und sich in einem labilen Gleichgewicht befindet.

Welche Bedingungen sind nötig, um von Heilung sprechen zu können?

Ist es nicht ganz einfach ein Leben ohne Leid und ein Leben im Glück? Wenn wir uns ein leidfreies und glückliches Leben wünschen, wäre es dann nicht nach dem gerade Gesagten nur logisch, und gerecht obendrein, dies auch dem Anderen, dem Gegenüber, zuzugestehen?

Wäre dies vielleicht nicht eine Basis für den Begriff der Heilung? Wenn wir frei wären von Leid und gleichzeitig glücklich im oben beschriebenen Sinne, könnten wir dann davon sprechen, in diesem Moment geheilt zu sein? Wichtig ist hier allerdings, darauf hinzuweisen, dass Schmerz und Leid nicht identisch sind. Schmerzen können wir in unserem Leben mit unserem biologischen Körper nicht gänzlich vermeiden. Ob daraus Leiden entsteht, können wir jedoch zum Teil beeinflussen. Die sogenannte *Buddhistische Leidensformel* besagt: Leid = Schmerz × Widerstand. Wenn dies stimmt, dann ist es maßgeblich wichtig, wie man mit Schmerz umgeht, um zu erklären, ob und wie viel Leid daraus entsteht.

Bereits 1990 hat der amerikanische Kardiologe Dean Ornish in der sog. »Lifestyle-Studie«[61] gezeigt, dass durch eine Therapie,

---

61 Ornish D et al., (1990) Can lifestyle changes reverse coronary heart disease? The Lancet, Volume 336, No. 8708, p129–133,

bestehend aus einer Ernährungsumstellung, Nikotinverzicht, regelmäßiger sportlicher Betätigung und Stressmanagement (Meditation u. a.) bereits verengte Herzkranzarterien wieder erweitert werden konnten.

Dies war eigentlich eine Revolution in der Herzmedizin (und wurde auch veröffentlicht im *The Lancet*, einer der hochrangigsten und angesehensten medizinischen Fachzeitschriften). Die Studie hatte meiner Erinnerung nach den inoffiziellen aber bezeichnenden Untertitel »open your heart«. Wow! Wie war das noch mal? Ein Verfahren, das Menschen, die aufgrund einer Schwäche und Erkrankung ihres Herzens bereits auf der Operationsliste standen, in die Lage versetzt, sich wieder schmerzfreier zu belasten, wieder aktiver am Leben teilzuhaben und auf die zuvor lebensrettende Operation und teilweise auf Medikamente verzichten lässt.

Könnte es möglich sein, dass Menschen, deren Herz in einem inneren Prozess sich emotional öffnet, auch auf der äußeren, der organischen Ebene einen Nutzen davon haben, indem sich ihre Herzkranzgefäße weiten und sie einer lebensbedrohlichen Erkrankung etwas entgegenzusetzen haben? Mit eigener Kraft, mit eigenem Engagement, aus eigenem Antrieb. Open your heart!

Anleitung zur Herzmeditation

Legen oder setzen Sie sich in der gewohnten Weise hin.

Schließen Sie die Augen und lassen Sie Ihre Anspannung jetzt los.

Erlauben Sie Ihren Schultern, sich ein wenig nach hinten und unten zu senken. Lassen Sie den Unterkiefer los und lassen Sie auch den inneren Blick weicher werden.

Verbinden Sie sich mit Ihrem Atem und lassen den kommen und gehen, wie er möchte. Begleiten Sie ihn während der gesamten Länge der Einatmung und der gesamten

Länge der Ausatmung. Nehmen Sie auch die kleine Pause dazwischen wahr.

Richten Sie nun Ihre Aufmerksamkeit auf Ihr Herz.

Werden Sie gewahr, dass Ihr Herz mit Ihnen kommuniziert und dass es auf seine Art und Weise mit Ihnen immerzu in Kontakt ist. Nur überhören wir es ab und an. Lassen Sie nun Ihr Herz sprechen. Es mag eine Weile dauern, bis Sie es hören können. Es kann sich auf sehr unterschiedliche Weise ausdrücken. Sei es in Form von Gedanken, Gefühlen oder aber durch Bilder, Farben und Töne. Manchmal auch einfach in Form von Stille.

Wenn Sie mögen, treten Sie in einen Dialog mit Ihrem Herzen. Werden Sie wachsam für die Informationen, die Ihnen Ihr Herz sendet. Und achten Sie vor allem auf die leisen und subtilen Bewegungen und Schwingungen, die Sie wahrnehmen können.

Mit der Zeit der Übung werden Sie immer klarer und deutlicher im Kontakt mit Ihrem Herzen sein, dem heiligen Ort in uns, in dem alles da ist und nur darauf wartet, von uns beachtet zu werden.

Verstehen und verzeihen, Mitgefühl und Liebe, mit allen anderen Wesen und mit uns selbst.

Je mehr wir es zulassen, dass unser Herz sich öffnet und sich zeigt, desto vollständiger und heiler werden wir.

Der amerikanische Kardiologe Herbert Benson hat eine sehr einfache und für jeden durchführbare kurze Übung entwickelt, die er *The Relaxation Response*[62] genannt hat. Diese effektive Entspannungsübung können Sie an fast jedem Ort und zu fast jeder Zeit ohne Vorkenntnisse oder größere Vorbereitung durchführen. Auch, wenn Sie herzgesund sind.

62 Benson H et al., (1974) The Relaxation Respone, Psychiatry, Vol. 37, pages 37–46,

- mentaler Fokus (Atem, Wort, Gegenstand, Mantra …)
- passive Haltung
- Augen schließen
- alles so sein lassen
- nichts bewerten
- inneres Lächeln
- 10 min. täglich

Probieren Sie doch diese Übung einfach jetzt aus und gönnen Sie sich dadurch eine verdiente Verschnaufpause.

Aus der Sicht des Arztes besteht Gesundheit vordergründig aus dem reibungslosen Funktionieren des Körpers und seiner komplexen Organsysteme. Doch wir alle wissen, dass Menschen sehr krank sein können trotz perfekter Organfunktionen. Das weite Feld der psychischen Krankheiten wird von den Psychiatern und Psychotherapeuten belegt. Und dann kennen wir Menschen, die weder psychische noch körperliche Defizite aufweisen und sich trotzdem als nicht gesund bezeichnen würden. Manche sprechen dann vom Leiden der Seele. Vorschnell könnten wir diese Kategorie den psychischen Krankheiten zuschreiben. Aber stimmt denn dies so? Menschen, die keinen Sinn mehr in ihrem Leben sehen, die entwurzelt sind, die keine Ziele mehr verfolgen, für die es sich lohnen würde, einzustehen und aktiv zu werden. Sind diese Menschen tatsächlich zwangsläufig krank an Körper oder Psyche. Früher waren die Geistlichen, die Pfarrer, für diesen Bereich zuständig. Und heute? Die Frage, wer oder was einer Heilung bedarf, ist also nicht so einfach zu beantworten. Für Körper und Psyche haben wir Spezialisten. Was aber, wenn trotz aller medizinischen und psychologischen Bemühungen und Anstrengungen die Seele leidet.

Kann es Heilung geben trotz eines kranken Körpers oder einer kranken Psyche. Und welche Rolle spielt die Seele hierbei?

Können wir in einer heillosen Welt darauf hoffen, heil zu sein oder geheilt zu werden?

b. Unser Körper als Barometer der Seele

Wenn wir es zulassen, dann kann uns unser Körper bisweilen viele sehr wertvolle, manchmal lebenswichtige Hinweise in den unterschiedlichsten Lebensbereichen geben. Ganz profan im Hinblick auf die Nahrung, die wir zu uns nehmen wollen, ein Körpersignal unseres Gesundheitszustands betreffend, hinsichtlich einer zu treffenden Entscheidung, sei sie beruflicher oder privater Natur. Aber wir müssen uns die Zeit nehmen, hinein zu spüren, hinzufühlen, zu verweilen bei den anfänglich vielleicht nur vagen oder gar diffusen Signalen.

Es gibt eine Reihe von ernstzunehmenden Medizinern, die davon ausgehen, dass sich Krankheiten, auch körperliche, sehr leise und subtil lange Zeit bevor sie manifest und materiell werden, durch Signale andeuten, die wir nur allzu gerne überhören oder negieren, weil wir zu beschäftigt sind mit anderen wichtigen Dingen.

Diese spezielle Form der Aufmerksamkeit kann in dieser Hinsicht geradezu lebensrettend werden, indem sie uns hilft, unseren Geist darauf zu lenken, was wirklich wichtig und vorrangig ist, was Not tut. Und mit unserem Körper und seinen spezialisierten Zellen haben wir ein geniales Instrumentarium an der Hand. Wenn wir bereit sind, uns auf den Atem einzulassen, erhalten wir nach einiger Übung ein ganz feines Messinstrument, das uns über die Betriebstemperatur unseres Organismus präzise Auskunft erteilt.

Die Hinwendung zu unserem Körper und zu seinen Empfindungen stellt gewissermaßen ein Bindeglied zwischen innen und außen dar. Unsere Körperzellen haben anscheinend die Fähigkeit, Informationen zu speichern, seien sie materieller, psychischer oder auch seelischer Art. Eine mitfühlende und vor allem geduldige Hinwendung zum Körper kann nach und nach diese verdrängten Inhalte zum Vorschein und ins Gewahrsein bringen, sie behutsam betrachten, um sie dann im besten Fall zu transformieren.

Grenzenlose Verletzlichkeit ist unverletzlich.

Insofern ist körperorientierte Meditation keinesfalls nur Mittel zu dem Zweck, in höhere Sphären einzutauchen und spirituelle Erfahrungen zu machen. Im Gegenteil, sie ist in diesem Kontext tatsächlich effektive Therapie und auf einer tiefen Ebene heilsam.

Fast alle Menschen erleben im Laufe ihres Lebens tiefgreifende Einschnitte wie den Verlust eines nahestehenden Menschen, von Krankheit, Traumata unterschiedlicher Ursache und Ausprägung. Häufig hinterlassen diese Erfahrungen, dieses Unheil, tiefe Wunden, die manchmal vollständig ausheilen, oftmals aber Narben hinterlassen, die die Lebensenergien blockieren können. Erlebnisse und Geschehenes können nicht rückgängig gemacht werden. Möglich sind aber eine Umdeutung, eine Neubewertung und manchmal auch eine Versöhnung mit dem, was war. Dies erfordert enormen Mut, einen langen Atem und die Bereitschaft, Altes loszulassen. Und genau hierfür steht Meditation in ihren unterschiedlichsten Facetten. Wenn wir uns also auf unseren Körper einlassen, können wir ihn auf dem Weg zu Gesundheit und Heilung als Verbündeten nutzen. Oftmals müssen wir ihn aber erst (wieder) kennenlernen, uns herantasten und ihm nach und nach vertrauen lernen. In meiner ärztlichen Tätigkeit durfte ich immer wieder die Erfahrung machen, dass der Körper niemals lügt.

c. Die Heilkraft der Emotionen: Das emotionale Herz als Schlüssel zur Heilung

Mehrere Patienten berichteten nach einer Herztransplantation, dass sie nach der Operation, also nachdem sie das Herz eines fremden Spenders eingepflanzt bekommen hatten, Verlangen nach bestimmten Speisen gehabt hätten, die ihnen vorher völlig gleichgültig waren. Dass ihnen eine bestimmte Art von Musik gefallen hätte, die sie vorher nicht einmal kannten. Und dass sie Gefühle hegten, die ihnen bis zum Zeitpunkt der Operation eher fremd waren[63]. Unser Herz scheint mehr zu sein als ein Organ, das maßgeblich dafür sorgt, dass wir physisch am Leben bleiben. Vielleicht könnten wir es vielmehr als einen heiligen Raum, als Tempel beschreiben. In unserem Innersten scheint eine Kraft zu wohnen, die weit über das hinausgeht, was wir mit Elektrophysiologie und Biochemie allein erklären können.

Die elektrischen Signale können an jeder Körperstelle abgegriffen werden. Das Herz steht mit dem Gehirn in engem Austausch sowohl über das Blutgefäßsystem durch zahlreiche Botenstoffe als auch über Nervenverbindungen des autonomen Nervensystems. Wir können über die Messung der Herzratenvariabilität relativ genau messen, ob sich unser Herz in einem ausgeglichenen oder gestressten Zustand befindet. Und hierbei spielen unsere Gefühle und Emotionen eine entscheidende Rolle. Gefühle wie Ärger, Sorgen oder Wut spiegeln sich direkt in der elektrischen Messung der Herzaktionen wider. Das bedeutet nichts anderes, als dass sich emotionale Zustände auch in biologischen Systemen abbilden. Letztendlich sind es unsere eigenen Emotionen, die zumindest über Krankheit oder Gesundheit mitentscheiden. Wenn man bedenkt, dass fast die Hälfte aller Todesfälle durch Erkrankungen des Herz-Kreis-

63 Pearsall, P., Schwartz, G. E., & Russek, L. G. S. (2002). Changes in heart transplant recipients that parallel the personalities of their donors. *Journal of Near Death Studies*, 20, 191–206.

laufsystems verursacht wird, dann bekommen wir eine Ahnung von der eminenten Wichtigkeit unseres Gefühlslebens auf unser Schicksal.

Natürlich wissen wir inzwischen, dass unser Ernährungs- und Bewegungsverhalten sowie diverse Schadstoffe und Gifte hier ebenfalls eine wesentliche Rolle spielen. Aber auch hier gibt es enge Wechselwirkungen. Wenn wir deprimiert sind und uns psychisch schlecht fühlen, dann essen wir fett- und zuckerhaltiger, dann haben wir keine Lust, uns zu bewegen oder Sport zu treiben. Und wenn wir uns aus Gewohnheit nur selten körperlich betätigen, ungesund essen, dann leidet selbstverständlich unsere Stimmung, unser Antrieb und unsere Lebensfreude und wir werden eher depressiv und krank.

Wenn wir durch die Praxis der Achtsamkeit wieder nach und nach Zugang zu unseren manchmal tief verborgenen und versteckten Verletzungen und Traumatisierungen bekommen, wenn wir diese dann behutsam Schritt für Schritt annehmen und zu integrieren lernen, dann transformieren wir damit unsere Beziehung zu uns selbst und zur Welt. Indem wir unsere eigenen Gefühle von Existenzangst und Ungewollt-Sein, von Selbsthass und Selbstbeschuldigung, von Scham und Verlassenheit wahrnehmen und anerkennen, uns eingestehen, dass all diese Gefühle nach außen nur Projektionen waren, weil wir sie uns selbst gegenüber nicht ertragen konnten, dann geschieht eine wundersame Transformation. Das ist gemeint mit Heilung des emotionalen Herzens. Und dann kann auch unser physisches Herz heilen. Dann reduzieren sich auch Bluthochdruck, Herzrhythmusstörungen und Durchblutungsstörungen. Dies ist möglich, wenn wir den Mut aufbringen, unsere negativen und destruktiven Emotionen, die uns auch bisweilen von außen zurückgespiegelt worden sind, schrittweise loszulassen. Dies erfordert allerdings wiederum das Vermögen, die eingefahrenen Glaubenssätze und Überzeugungen, Denkgewohnheiten und

Verhaltensmuster über Bord zu werfen, sich auf unsicheres Terrain zu begeben trotz der Gefahr, erneut verletzt und beschädigt zu werden. Die langen Schatten der abgespaltenen Anteile, der dunklen Seiten und der perfekt verdrängten Urängste warten darauf, im wahrsten Sinne erhellt und angeleuchtet zu werden.

Heilung auf dieser Ebene bedarf der Öffnung unseres Innersten, unseres Herzens.

Es ist nicht weniger als ein radikaler Akt der Selbstliebe und der Selbstannahme, der sich in dem Augenblick vollzieht, in dem wir uns trauen, unser Herz zu öffnen. Und erst dann sind wir überhaupt fähig, Liebe, Fürsorge und Mitgefühl für andere Menschen und andere Lebewesen zu empfinden und zu leben.

Der Arzt Deepak Chopra spricht sinngemäß davon, dass sich das Erleben unseres Körpers und unserer Welt ändere, wenn wir unsere Wahrnehmung verändern. Wieder sind wir beim Ausgangspunkt. Es beginnt bei dem, was wir wahrnehmen, was wir erkennen. Nicht nur mit dem Verstand und mit dem Geist, sondern vielmehr mit den Augen des Herzens. Denn aus dem Wahrgenommenen entstehen unsere Gefühle und Gedanken, und diese wiederum formen unsere Handlungen, unsere Welt.

Erfahrungsbericht Gerhard Eppler

Können Sie sich erinnern, wodurch Sie auf das Thema »Achtsamkeit« aufmerksam geworden sind und weshalb Sie dann einen MBSR-Kurs besucht haben?
Mich hat der Kurs durch die Ausschreibung mit dem Titel »Stressbewältigung durch Achtsamkeit« angesprochen. Meine Freundin ermutigte mich zusätzlich, hinzugehen.

Wie waren Ihre Erfahrungen in diesem Kurs? Was war besonders wichtig für Sie persönlich? Was ist sozusagen »hängen« geblieben?

Ich bin »hängen« geblieben beim Einführungsvortrag. Der Kursleiter sprach von einem stressfreieren Leben, wenn wir die Bedingungen erfüllen würden. D.h. regelmäßig 6-mal in der Woche zu meditieren. Ich ließ mich darauf ein und konnte erfahren, dass er Recht hatte. Ich hatte keinen Stress mehr.

Wie hat sich Ihr Leben durch »Achtsamkeit« verändert? In welchen Bereichen?
Ich wurde insgesamt ruhiger. Wenn man jeden Augenblick bewusst auskostet, dauert ein Tag ewig. Und gibt einem das Gefühl, genug Zeit zu haben. Es war verblüffend: als ich innerlich ruhiger wurde, wurde es auch im Außen ruhiger. Es kam nicht mehr so viel Unvorhergesehenes auf mich zu.

Meditieren Sie in irgendeiner Form (seit Beendigung des Kurses)? In welcher Form?
Nach dem Kurs ließ ich es schleifen und bin zugleich ins alte Fahrwasser gerutscht. Ich spürte den Unterschied. Nein, mit Meditation hatte ich ein besseres Leben und fing wieder an. Heute, ein Jahr später und nachdem ich selber mithilfe eines Körperarbeit-Seminars zu mir selbst und meinem inneren Kind gefunden hatte, meditiere ich mit Freude wieder regelmäßig. Jedoch ohne Anleitung. Nur in Kontakt zu gehen mit meinem »inneren Kind«, das berührt mich oft ganz tief.

Was würden Sie gestressten, kranken oder auch gesunden Menschen aufgrund Ihrer eigenen Erfahrungen, die Sie mit MBSR gemacht haben, raten?
Ich rate anderen nichts. Der Weg eines jeden ist heilig. Ich erzähle Ihnen nur, was ich selbst erlebt habe.

Wollen Sie den Lesern des Buches noch eine persönliche oder andere Information mit auf den Weg geben zum Thema »Meditation und Achtsamkeit«?

Der »Erfolg« steht und fällt mit der Regelmäßigkeit. Menschen, die nicht täglich praktizieren, werden nie in den Genuss der inneren Ruhe kommen.

d. Die Heilkraft des Heiligen

Sowohl Meditation als auch die Praxis der Achtsamkeit haben sehr tiefe spirituelle Wurzeln. Christliche Religionen, aber auch der Buddhismus bedienen sich beider Konzepte und Methoden, um innere Klarheit, Weisheit und Erkenntnis zu erlangen. Im einen Fall ist das Ziel, Gott zu schauen, im anderen die Natur des Geistes zu durchdringen. Gemeinsam ist allen, dass der Weg nach innen führt. Weg von den äußeren Phänomenen, den Erscheinungen, auch weg von den Illusionen und Trugbildern einer konstruierten und vergänglichen Welt. Wenn dieses Leben nicht nur zufällig und chaotisch, nicht nur sinnlos wäre, wenn es eine Entwicklung in eine vielleicht noch nicht zu erkennende Richtung gäbe, wenn Erfahrungen eine Ursache und eine Bedingung hätten, dann hätten auch Krankheit und Gesundheit eine Bedeutung. Wenn dieses sich selbst organisierende und regulierende Wunder, das wir Leben nennen, einen gewissen Sinn ergäbe, dann könnten wir gleichsam aus einer höheren Warte heraus wahrnehmen, dass sich aller Schmerz, alles Leid und aller Kummer nur vorübergehend in uns niedergelassen haben, dass sie und wir auf der Durchreise sind, dass all das Gefühlte, Gedachte und Gespürte vergänglich ist.

Aus einer beobachtenden Position könnten wir erkennen, dass wir uns auf einem Weg befinden, nach Hause, zur Quelle. Wenn es in unser Weltbild passt, dass wir einmal ausgegangen sind von einem Ursprung, einer Quelle, und nun auf dem Rückweg sind, Erfahrungen sammelnd, um unerlöste Aspekte unseres Seins zu durchleben und zu erlösen, dann wären wir in gewissem Sinne bereits heil. Denn die Quelle, der Ursprung, das Allumfassende oder das Göttliche oder Heilige ist ja immer schon heil.

Aus diesem Blickwinkel ist Meditation allein dadurch schon heilsam, dass sie uns an unseren Ursprung erinnert und uns in diesen inneren (heiligen) Raum führt, in dem alles Eins ist, alles zusammengehört und es keine Trennung gibt. Darin haben auch alle vergänglichen und letztendlich vorübergehenden körperlichen und seelischen Schmerzen, aller Kummer und alles irdische Leid ihren Raum.

In der Meditation die Aufmerksamkeit auf dieses innere Zentrum in uns selbst zu fokussieren, bringt uns nicht nur mit unserer eigenen Quelle in Kontakt, sondern öffnet damit den Korridor für eine Verbindung mit dem, was größer ist als wir und in dessen Raum wir gehalten und getragen werden. Diese Verbindung herzustellen und immer wieder zu suchen, kann als zugleich heiliger und heilender Akt der Selbstliebe verstanden werden. Und wir haben inzwischen erfahren, dass diese uneingeschränkte und vorbehaltlose Selbstliebe die Voraussetzung dafür zu sein scheint, dass wir in die Lage versetzt werden, der Welt um uns herum Verständnis und Mitgefühl entgegenzubringen. Somit entsteht auch hier wieder ein wechselseitig sich bedingender Prozess von Heilwerdung. Für kranke Menschen kann es sehr unterstützend sein zu erfahren, dass sie nicht allein gelassen sind, dass sie nicht alles selbst leisten müssen, sondern dass es ein Feld gibt, in dessen Energie Heilung sich sowohl von innen als auch von außen entfalten darf. Diese Erfahrung kann dazu führen, in einer gewissen Weise demütig und dankbar zu werden. Es kann auch als eine Form der Gnade empfunden werden, sich in einen solchen Raum nicht nur einzulassen, sondern vielmehr in der Gewissheit fallenzulassen, aufgefangen zu werden. Und einige Untersuchungsergebnisse deuten darauf hin, dass Menschen, die an etwas glauben, das größer und mächtiger ist als sie selbst, gesünder sind und auch schneller wieder genesen, wenn eine Krankheit sie ereilt[64,65,66]. Von dem Psychiater Viktor Frankl, Begründer der Logotherapie, der während des Dritten Reiches seine ganze Familie verlor und selbst den Holocaust überlebte, stammt der Satz: *Es geht nicht darum, dass wir vom Leben einen Sinn erwarten, sondern dass wir dem Leben einen Sinn geben.*

64 *Zum Einfluss von Religion auf die psychische Gesundheit:* Raphael M. Bonelli, Harold G. Koenig: Mental Disorders, Religion and Spirituality 1990 to 2010: A Systematic Evidence-Based Review. 2013. Journal of Religion and Health. Volume 52, Issue 2, pp 657-673

65 *Zum Einfluss von Religion auf körperliche Gesundheit (Blutdruck)*: Sørensen T, Danbolt LJ, Lien L, Koenig HG, Holmen J. The relationship between religious attendance and blood pressure: The Hunt Study, Norway. Int J Psychiatry in Med, 2011;42(1):13-28

66 *Zum Einfluss von Religion auf die Lebenserwartung*: Daniel E. Hall. 2006. Religious Attendance: More Cost-Effective Than Lipitor? J Am Board Fam Med. vol. 19 no. 2 pp. 103-109

6. Achtsamkeit ist kein Allheilmittel, aber eine starke Medizin

a. Akzeptanz oder das Ende von »Kampf und Flucht«

Eine 27-jährige Studentin stellte sich im Februar 2007 nach einer Vielzahl von diagnostischen und therapeutischen Interventionen mit der von einer Universitätsklinik gestellten Diagnose eines chronischen Erschöpfungssyndroms (Chronic Fatique Syndrome, CFS) in unserer Praxis vor[67]. Sie war inzwischen aufgrund der seit 2003 anhaltenden sowohl körperlichen als auch psychischen Erschöpfung studierunfähig. Man hatte ihr geraten, sich einerseits zu schonen, andererseits aber moderaten Sport zu betreiben, in der Hoffnung, dass sich innerhalb von Monaten diese Beschwerden spontan zurückbilden würden. Dem war leider nicht so. Nach eingehender Diagnostik fand sich eine Schwermetallbelastung verbunden mit einer chronischen Borreliose und laborchemisch nachgewiesenen ausgeprägten Mikronährstoffdefiziten. Trotz intensiver sowohl komplementärer, naturheilkundlicher und konventioneller Therapie trat nur eine mäßige Erholung bzw. Besserung ein. Im weiteren Verlauf (Herbst 2007) entschloss sich die Patientin, einen strukturierten achtwöchigen Kurs in Achtsamkeitsschulung (MBSR), den ich damals in Tübingen geleitet hatte, zu absolvieren. Beim erneuten Termin in der Sprechstunde ungefähr zwei Monate nach Beendigung des MBSR-Kurses war die junge Frau nicht wiederzuerkennen. Im Frühjahr 2008 zog sie wieder an ihren ehemaligen Studienort, um dort das begonnene Studium fortzusetzen. Sie fühlte sich den kommenden Anforderungen gewachsen, hatte sowohl chronische Schmerzen als

67 Banzhaf, H. et al. (2011) Elemente der Gesundheit, Eigenverlag der Ulrich Volz gemeinnützige GmbH

auch die bleierne Müdigkeit und Abgeschlagenheit verloren und war sehr zuversichtlich, dass sich ihre Vitalität und ihr erreichter Gesundheitszustand noch weiter bessern würden. Sie hatte während dieses Kurses einen Weg gefunden, Geduld mit sich selbst zu haben, sich selbst beizustehen, sich genau und in aller Tiefe zu befragen, was denn hilfreich auf ihrem weiteren Lebensweg sein könnte und wohin sie ihre Energie in Form ihrer Aufmerksamkeit richten solle. Nach eigenen Aussagen der Patientin war das Achtsamkeitstraining ausschlaggebend für die grundlegende Wendung in ihrem Gesundungsprozess.

Patienten mit Symptomen einer Umwelterkrankung leiden manchmal eigentlich zumindest auch an Inweltproblemen und andere Menschen wiederum, denen man die Diagnose einer psychischen Erkrankung gegeben hat, haben möglicherweise auch manifeste Probleme aufgrund von Umwelteinflüssen. Nicht selten sind jedoch beide Aspekte oder Anteile betroffen und bedürfen einer sorgfältigen Beachtung und adäquaten Intervention.

Achtsamkeit ist der Weg zum Todlosen.
Unachtsamkeit ist der Weg zum Tod.
Wer achtsam lebt, der stirbt nicht mehr,
doch der Unachtsame ist schon wie tot.

So beginnt das Kapitel über Achtsamkeit im Dhammapada, einer Sammlung der Lehren des Buddha. Im Buddhismus erklären die vier edlen Wahrheiten, weshalb der Mensch leidet. Es bleibt jedoch nicht bei der Zustandsbeschreibung, denn der achtfache Pfad weist den Weg heraus aus dem Leiden. Und genau hier findet sich als zentrales Element die Achtsamkeit.

Wenn wir Achtsamkeit nochmals kurz und treffend beschreiben wollen, dann am besten mit der Vorstellung von Kabat-Zinn: sich dem unmittelbaren Augenblick mit einer annehmenden und nicht wertenden Haltung absichtlich zuwenden, dem, was gerade ist, was wir fühlen, denken oder tun, ohne in Erinnerungen, Grübeleien oder Zukunftsplanungen gefangen zu sein.

Bereits eine im Jahr 2000 veröffentlichte kontrollierte Untersuchung[68] mit depressiven Menschen konnte zeigen, dass sich die Rückfallquote von Patienten, die bereits mindestens dreimal an einer depressiven Episode gelitten hatten, nach einem achtwöchigen Kurs in *MBCT* (Mindfulness Based Cognitive Therapy) innerhalb eines Jahres halbiert hatte. Diese doch sehr positiven Veränderungen konnten durch jüngere Studien (Meta-Analysen) bestätigt werden[69]. Vermehrte Grübeleien können bei depressiven Menschen auf einen neuen Schub ihrer Erkrankung hindeuten. MBCT ist ein speziell erweitertes Achtsamkeitstraining für depressive Menschen und wirkt sich unter anderem gerade auf die Reduzierung dieses Grübelzwangs aus.

Steckbrief Achtsamkeit

- unmittelbar
- absichtlich
- annehmend
- nicht wertend

Wir hatten bereits sowohl über die vielfältigen Ursachen als auch die negativen und krankmachenden Auswirkungen von chronisch anhaltendem Stress gesprochen. Wir wollen nochmals festhalten, dass es äußere und innere Stressfaktoren gibt. Zweifelsfrei ist es sehr sinnvoll, äußere Belastungen zu reduzieren und wenn möglich, auch abzustellen. Dies gelingt häufig

---

68 John D. Teasdale, Zindel V. Segal, J. Mark G. Williams, Valerie A. Ridgeway, Judith M. Soulsby, Mark A. Lau: Prevention of relapse/recurrence in major depression by mindfulness-based cognitive therapy. In: *Journal of Consulting and Clinical Psychology. 68, Nr. 4, 2000, S. 615–623*

69 Jacob Piet, Esben Hougaard: The effect of mindfulness-based cognitive therapy for prevention of relapse in recurrent major depressive disorder: A systematic review and meta-analysis. In: Clinical Psychology Review. 31, August 2011, S. 1032–1040

nur bedingt, denn oftmals sind es strukturelle Bedingungen außerhalb unseres Einflussbereichs, die auf uns einwirken. Wir wissen auch, dass es maßgeblich vom Empfänger abhängt, welche Wirkung eine Botschaft hat. Der Arzt und Hypnotherapeut Gunther Schmidt sagt in diesem Zusammenhang, die Botschaft der Information bestimme ausschließlich der Empfänger. Mit anderen Worten bedeutet dies, dass wir es in der Hand haben, in welcher Art und Weise wir auf einen Reiz reagieren. Oder eben nicht reagieren. Zwischen Reiz und Reaktion haben wir einen inneren Raum, in dem wir frei entscheiden können, wie wir handeln. Das bekannte und allgemein anerkannte Stressmodell nach Lazarus lässt zwischen Stressauslöser und Stressverstärker einerseits und Stressreaktion und deren Folgen andererseits eine Lücke, in die wir eintreten können und dadurch die Chance erhalten, bewusst die zukünftige Richtung der Stressreaktion zu beeinflussen. Ob wir etwas als stressig empfinden, ist demnach nicht nur von den äußeren Stressoren abhängig, sondern auch von den zur Verfügung stehenden Bewältigungskompetenzen. Es kommt zu einem inneren Abwägen zwischen Anforderungen und Kompetenzen, und erst wenn diese Bewertung ungünstig ausfällt, geraten wir in Stress. Wenn wir also an den äußeren Stressoren nichts ändern können, dann können wir doch immer etwas für unsere Bewältigungskompetenzen tun. Dies mag auf den ersten Blick nicht sehr hilfreich erscheinen, doch wenn wir beim Segeln das Ruder nur wenige Zentimeter in seiner Ausrichtung verändern, ist dies im ersten Moment auch kaum wahrnehmbar, aber das Ziel des Bootes wird nach einigen Meilen ein völlig anderes sein. Wie wir mit dieser Möglichkeit umgehen, hängt wesentlich von unseren eigenen Bewertungen ab.

Stress gilt ja als Anpassungsreaktion auf äußere und/oder innere Reize, die wir als Stressoren bezeichnen.

Die uns inzwischen gut bekannte Reaktion auf Stress ist im Allgemeinen entweder durch Kampf oder Flucht gekennzeichnet. Wenn beides nicht möglich erscheint, bietet sich ein letzter und verzweifelter Ausweg im Totstellreflex an. Wir hatten bereits erörtert, dass viele der Drachen, die sich uns in den Weg stellen, nur in unserem Kopf und in unserer Phantasie, also virtuell existieren. Sie sind deshalb nicht weniger bedrohlich. Aber angenommen, wir könnten doch für einen Moment eine uns vordergründig belastende Situation einfach stehen lassen, also den Drachen da sein lassen, ohne reflexartig einzugreifen im Sinne von kämpfen oder flüchten. Was würde in den allermeisten Fällen geschehen? Sie kennen die Antwort selbst. Häufig gar nichts. Die Welt würde sich weiter drehen wie bisher. Die Wellen der inneren und äußeren Erregung würden zwar bedrohlich gegen unseren Bug schlagen, die Ruhe nach dem Sturm ist jedoch fast ein Naturgesetz. Wenn wir es also schaffen, nur für einen kurzen Moment innezuhalten und unseren unmittelbaren Impulsen zu widerstehen, uns aufzulehnen und in der gewohnten Weise zu reagieren, dann sind wir der Stressspirale bereits ein großes Stück weit entkommen.

Hakuin und der Samurai

Ein berühmter Samurai kam einst zu dem Zen-Meister Hakuin und fragte ihn:

»He, Ihr da, Zen-Meister, gibt es eine Hölle und einen Himmel?«

»Wer bist du?«, fragte Hakuin. »Ich bin ein Samurai«, antwortete dieser.

»Du und ein Samurai«, rief Hakuin. »Du siehst aus wie ein Bettler. Welcher Fürst würde dich schon einstellen.«

Der Samurai wurde wegen dieser Beleidigung so wütend, dass er nach seinem Schwert griff, um den, der ihn beleidigte, zu enthaupten.

Hakuin fuhr unbeirrt fort: »So, du hast ein Schwert. Deine Waffe ist viel zu stumpf, um mich auch nur zu verletzen.«

Als der Samurai das Schwert gezogen hatte und in seiner Wut auf den Zen-Meister zuschritt, bemerkte Hakuin: »Hier öffnen sich die Tore der Hölle.«

Da erkannte der Samurai, dass der Zen-Meister ihm etwas demonstrieren wollte und steckte das Schwert in die Scheide zurück, um sich zu verneigen.

»Und hier öffnen sich die Tore des Himmels«, sagte Hakuin.

Was ist, ist. Was nicht ist, ist nicht. Wenn wir erkennen, was diese beiden Sätze in letzter Konsequenz bedeuten, haben wir zahlreiche unserer Probleme schlagartig gelöst.

Mark Twain sagte sinngemäß: *mein Leben bestand aus lauter Tragödien, von denen sich einige wenige tatsächlich ereignet haben.*

Sich nicht gegen eine schon in der Realität manifestierte Situation oder Begebenheit aufzulehnen ist sehr klug und weise, denn ein Widerstand dagegen ändert nichts an der momentanen Realität. Im Gegenteil, Druck würde nur Gegendruck erzeugen. Den Augenblick so zu akzeptieren, wie er sich zeigt, kann letztendlich das Beste sein, was wir tun können. Denn in derselben Sekunde bricht der Kampf- bzw. Fluchtmechanismus buchstäblich in sich zusammen. Er macht sich selbst überflüssig. Akzeptieren meint jedoch nicht, alles und jedes gut zu heißen, immer ja zu sagen und keine eigene Meinung zu haben. Es bedarf einer gereiften Seele und einiger Übung, den beurteilenden Verstand in seine Schranken zu weisen und einen Schritt zurückzutreten. Und es bedarf einer Form von Aufmerksamkeit, die über das Primat des eigenen Wohlergehens hinausreicht, der Fähigkeit, eine Position und Perspektive einzunehmen, die eher einem Weitwinkelobjektiv als einer Lupe entspricht.

Was ist, ist. Was nicht ist, ist nicht.

b. Nichtbewerten eröffnet neue Perspektiven

Um lebens- und handlungsfähig zu sein, muss jedes Lebewesen ständig unzählige Entscheidungen gleichzeitig treffen. Die meisten dieser Entscheidungen laufen auf unbewusster Ebene ab. Es würde uns auf Dauer überfordern, in jedem Moment die Körpertemperatur, den Blutdruck, die Herzfrequenz und all die anderen Parameter zu regulieren, die für unser Überleben wichtig sind. Ganz zu schweigen von den Millionen biochemischen Reaktionen, die auf Zellebene zeitgleich und parallel ablaufen. Manche der zu fällenden Entscheidungen erreichen aber die bewusste Ebene und wollen kritisch reflektiert werden. In dem Augenblick aber, in dem wir uns für etwas und damit gegen etwas anderes entschieden haben, haben wir eine Spannung erzeugt. Ein Feld, in dem sich die Kontrahenten wie zwei Pole magnetisch abstoßen. Manchmal gelingt es auch, nicht in gewohnten Schablonen zu denken im Sinne von »entweder oder« sondern im Sinne von »sowohl als auch«.

Gelänge es uns jedoch, uns der gewohnheitsmäßigen Wertung auch nur einen Moment lang zu enthalten, dann würde sich ein dritter, vielleicht bis dato unbekannter Raum öffnen, spannungsärmer oder gänzlich spannungsfrei sogar, der eine neue Sicht auf die Situation ermöglichen würde. Ein achtsames Beobachten ohne vorschnelles Urteil ließe dem augenblicklich Geschehenen möglicherweise sogar die Freiheit, sich in eine andere, vielleicht hilfreichere und heilsamere Richtung zu entwickeln.

Reflexion – Ein neuer Umgang mit schwierigen Gefühlen

Beobachten, ohne einzugreifen

Nehmen Sie eine Alltagssituation, die Ihnen schon mal begegnet ist. Versetzen Sie sich, wenn Sie mögen, emotional in die konkrete Begebenheit.

Jemand hat Sie beispielsweise ungerecht behandelt.

Sie spüren, wie sich Ihr Hals zuschnürt, der Nacken steif wird, Ihr Atem stockt und Ihr Puls sich rasant beschleunigt, so dass Sie das Pochen nicht nur im Brustkorb sondern auch an den Schläfen spüren.

Sie fühlen eine Wut aufsteigen, die sich bedrohlich anfühlt. Aggressive Tendenzen bahnen sich den Weg. Die Faust ballt sich in der Hosentasche, die Muskeln der Oberarme spannen sich an.

Unterschiedlichste Szenarien schießen als wildgewordene Gedankenfetzen durch unseren Geist. Soll ich jetzt schreien, zuschlagen, davonlaufen oder besser doch aus Angst vor den Konsequenzen einfach still halten und all den Groll und den Ärger buchstäblich hinunterschlucken, obwohl der Speichelfluss schon fast versiegt ist angesichts der Anspannung und der Aktivierung des Kampf- und Flucht-Mechanismusses.

Wir alle kennen solche Situationen und haben sie schon hundert- oder tausendmal so oder ähnlich erlebt. Eigentlich Bagatellen, nicht der Rede wert angesichts der Unwichtigkeit und der Vergänglichkeit der Situation.

Und doch hat dieser wie viele ähnliche Vorfälle einen wenn auch kleinen, jedoch auf Dauer betrachtet nachhaltigen Effekt in unserem Nervensystem.

Sie erinnern sich an die Datenautobahnen: Neuronen, die zusammen feuern, vernetzen sich und vernetzte Neuronen feuern zusammen.

Das bedeutet, je häufiger wir auf eine ganz bestimmte Art und Weise reagieren, desto automatisierter wird genau diese Verhaltensweise.

Wenn es uns in einer derartigen Situation nun gelingen würde, kurz innezuhalten, noch bevor alle Register in unserem autonomen Nervensystem gezogen worden sind und der

Stressreaktionszyklus in Gang gesetzt wird, könnten wir der Entwicklung dieser Situation eine andere Richtung geben.

Wenn wir in der Lage wären zu erkennen, dass wir zwar einerseits ungerecht behandelt worden sind, aber wir deshalb noch lange nicht dazu verpflichtet sind, diese Ungerechtigkeit auch »anzunehmen« in dem Sinne, dass wir uns dadurch verletzen lassen oder gar provozieren lassen müssten, dann hätten wir einen Großteil der emotionalen Ladung in uns entschärft und der vermeintliche Angriff würde ins Leere laufen.

Wir könnten gleichzeitig erkennen, dass unser Gegenüber möglicherweise seinerseits aus einer Haltung der Not, des Gefühls der Unterlegenheit oder des vermeintlichen Angegriffen-Seins reagiert hat.

Und zu guter Letzt würde vielleicht eine Art Mitgefühl entstehen angesichts der offensichtlichen Schwäche unseres Gegenübers und der deshalb leicht erklärbaren Handlungsweise.

Zugegeben, diese vor allem innere und dann auch äußere Haltung mag zwar wünschenswert und ehrbar sein, ist im täglichen Leben aber mitunter nicht praktizierbar.

Es ist manchmal viel komplexer, es spielen zahlreiche auch unbewusste Motive und Beweggründe eine Rolle, die in der jeweiligen Situation nicht alle gebührend berücksichtigt werden können.

Aber es ist allemal einen Versuch wert, daran zu arbeiten, die explosive Ladung in uns zu entschärfen, bevor sie größeren Schaden bei anderen und auch bei uns selbst anrichtet.

Und auch hier ist es wieder eine Sache der Übung, der Erfahrung und auch der Resultate, die mit dieser Art des Handelns einhergehen.

Machen wir damit hilfreiche und erfreuliche Erfahrungen, wird diese Vorgehensweise des reinen Beobachtens und Nichteingreifens sich nach und nach immer häufiger durchsetzen und zu einer inneren und letztlich äußeren Haltung werden.

Das reflexartige Bewerten und damit Beurteilen ist uns jedoch so in Fleisch und Blut übergegangen, dass es sehr hilfreich sein kann, wenn wir uns ganz bewusst in die Beobachterrolle, in eine Art Zeugenposition begeben, um nicht unmittelbar und unversehens in eine Situation hineingezogen zu werden.

Jedes Urteil, so wichtig und richtig es auch in der jeweiligen Situation sein mag, hat auch etwas Fixierendes, Zementierendes und damit ein die Freiheit einschränkendes Element.

Einen Schritt zurückzutreten, den Dingen ihren freien Lauf zu lassen, kurz zu warten und nur zu beobachten, kann demnach sehr entlastend, befreiend und sogar heilsam sein.

Reflexion – Eine andere Möglichkeit, die Welt wahrzunehmen

Die Welt anhalten

Nachdem Sie sich einen ruhigen Ort gesucht haben und sich im Liegen oder Sitzen Ihrem eigenen Atem anvertraut haben, richten Sie Aufmerksamkeit auf Ihren Geist. Nehmen Sie wahr, wie geschäftig dieser ist. Er führt quasi ein sehr intensives Eigenleben.

Gedanken kommen und gehen unablässig. Manchmal strukturiert, oft aber unsortiert, chaotisch und mitunter verwirrend oder irritierend.

Dazwischen mischen sich Gefühle und Emotionen unterschiedlicher Qualität. Auch Erinnerungen, Bilder und Impulse steigen hoch. Je mehr sich dieses neuronale Geschwätz aufbläht, desto ruhiger und gelassener können Sie eigentlich werden.

Erkennen Sie, dass dies alles nur vorübergehende Phänomene sind, die keine dauerhafte Identität haben.

Je weniger wir darauf reagieren, desto aufdringlicher mögen sie werden.

Aber ein Gedanke ist nur ein Gedanke, ein Gefühl ist nur ein Gefühl, nicht mehr und nicht weniger. Für manche mag es überraschend klingen, aber Gedanken sind nicht wirklich real.

Sie sind nicht die Wirklichkeit, nicht das Leben und schon gar nicht die Wahrheit. Stellen Sie sich vor, Sie sitzen am Meeresstrand und warten auf die nächste Wellenbewegung.

Unsere Existenz hängt nicht davon ab, ob und wann die nächste Welle kommt. Auch in den Pausen sind wir ganz real, wirklich und ganz lebendig. Auch ohne Wellen.

Wir können all die neuronalen Phänomene in unserem Geist, die ja aus Energie und manchmal aus Information bestehen, nicht wirklich kontrollieren, nicht anhalten, aber wir können lernen, auf diesen Wellen zu reiten.

Und in den Pausen, wenn keine Welle da ist, können wir einen kurzen, tieferen Blick auf den Meeresgrund, auf die Natur unseres Seins werfen.

In diesen Unterbrechungen, in denen Stille und Klarheit vorherrschen, sind auch wir klarer, durchlässiger und eher verbunden mit unserer Quelle.

In diesen Momenten können wir kurz erwachen aus unserem Alltag und dürfen erahnen, wo wir herkommen und wo wir möglicherweise hingehen.

Genießen Sie diese kurzen hellen Momente.

Je häufiger wir diesen inneren Ort aufsuchen und dort verweilen, desto besser wird es uns gelingen, uns zu befreien von den uns begrenzenden und einengenden Fesseln im häufig selbst gezimmerten Gefängnis des eigenen inneren Erlebens.

Sie können sich ganz konkret in einer praktischen Übung innerlich immer wieder die Frage stellen, wann der nächste Gedanke, das nächste Gefühl, das nächste Bild kommt. Und dann warten Sie einfach gelassen, bis irgendetwas auftaucht. Dies nehmen Sie einfach wahr, ohne darauf zu reagieren. Und dann stellen Sie sich wieder diese Frage. Je öfter Sie diese Übung durchführen, desto länger werden die Abstände zwischen den einzelnen aufkommenden Phänomenen. Und desto gelassener und fröhlicher werden Sie. Probieren Sie es aus!

Es bedarf jedoch einer gehörigen Portion Vertrauen in die eigene Weisheit und in die Weisheit des Universums, wenn wir uns aus der aktiven Macherposition heraus begeben und freiwillig in die passive Position des Betrachters eintauchen. Und es gehört Mut dazu, sich einer Entwicklung anzuvertrauen, die wir nicht permanent selbst steuern können und müssen. Einer Potenzialität, die zwar neue Chancen eröffnet, zugleich aber auch eine Unsicherheit entstehen lässt hinsichtlich der weiteren Entwicklung und die deshalb einer gewissen Demut und inneren Gewissheit bedarf, dass wir getragen und gehalten sind in und durch etwas Größeres, auch wenn wir die Kontrolle ein Stück weit ab- und damit aufgeben.

Der bewusste Verzicht auf das Beurteilen bringt gleichzeitig eine neue Form von Gelassenheit mit sich, denn wir dürfen die Dinge, die Menschen, die Welt und uns selbst für einen Moment so sein lassen, wie sie und wie wir sind. Und nicht, wie wir sie gerne hätten. Dieses So-sein-Lassen ist eng verbunden mit Loslassen. Bisweilen erscheint uns Loslassen als sehr gefährlich, weil wir vermeinen, unsere Identität hinge mit dem Maß unserer Kontrolle über andere zusammen. Und dann sind wir außerordentlich überrascht, dass gewisse Dinge sich in Freiheit prächtiger entwickeln als unter ständiger Aufsicht unseres Egos.

Ein weiterer Effekt dieses Prozesses ist eine Entschleunigung in sämtlichen Lebensbereichen. Wenn wir den Dingen ihren Lauf lassen, sie ihren eigenen Rhythmen und Zyklen anheim geben, sie sich entfalten lassen in ihrem individuellen Tempo, fällt ein hohes Maß an Hetze und Getriebensein sowohl der anderen als auch von uns selbst augenblicklich weg.

Das Gras wächst nicht schneller, wenn wir daran ziehen. Achtsames Atmen, Essen, Sprechen und Gehen sind der beste Garant für die natürliche und gesunde Entfaltung dieses rhythmischen Ausdrucks unseres Lebens.

Herr D.W.: Meine persönliche Erfahrung mit MBSR

Zum MBSR kam ich wie die Jungfrau zum Kinde. Eines Tages eröffnete mir meine Frau, dass sie mich zu einem MBSR-Kurs angemeldet hat, da sie und meine Familie sich Sorgen um mich machten, da ich zu viel arbeitete, immer gestresst war und ständig andere Krankheitssymptome zeigte.

Ich reagierte verärgert, da ich diese Art von Überraschungen nicht leiden kann, keine Ahnung hatte, was MBSR sein soll und außerdem während der Zeit des Seminars ja auch nicht arbeiten konnte. Doch da der Kurs bezahlt war und ich nun mal ein typischer Schwabe bin, ging ich schlussendlich doch hin und fühlte mich aber unter den anderen Teilnehmern, die alle von ihren Problemen erzählten, etwas fehl am Platz. Als bei der ersten Pause ein Herr, dem es offensichtlich ähnlich ging wie mir, bereits den Kurs abbrach und das Weite suchte, wäre ich ihm am liebsten gefolgt. Aber ich blieb.

Wir machten viele für mich am Anfang sehr befremdliche Übungen und sprachen auch über unsere persönlichen Erfahrungen, was für mich als Unternehmer, der lieber über Zahlen und Fakten spricht, absolutes Neuland war. Da ich jedoch auch pedantisch veranlagt bin und mich gegen die Flucht entschieden hatte, machte ich also alles aufmerksam und genau mit und praktizierte auch regelmäßig die Übungen, die wir zu Hause machen sollten. Das Ganze tat ich zwar mit Skepsis und innerer Distanz, aber da ich nun schon dabei war, wollte ich irgendwie auch wissen, ob es wirklich funktionieren kann.

Nach zwei Wochen wollte ich die Sache erneut abbrechen, da es mir plötzlich schlechter ging als zuvor, und das oft unmittelbar nach der Meditation. Andererseits war dies jedoch auch ein Beweis dafür, dass die Sache überhaupt eine Wirkung zeigte. Ich ließ mich von meiner Frau überzeugen, dass nach der Erstverschlimmerung immer die Besserung folgt und meditierte also weiter. Und tatsächlich, nach zwei weiteren Wochen verschwanden die Beschwerden von einem auf den anderen Tag, womit sich auch meine ganze Einstellung gegenüber dem MBSR änderte.

Eines Tages, als ich aus der Meditation kam, hatte ich plötzlich ein ganz neues Körpergefühl. Ich spürte eine plötzliche Ruhe in meinem Körper, nahm die Energie wahr, die in mir floss, und der Kopf war irgendwie klarer. In der Folgezeit bemerkte ich auch, wie ich Dinge im Alltag aus einem anderen Blickwinkel wahrnahm. Besonders in Konfliktsituationen konnte ich besser die Ruhe bewahren und nahm Dinge nicht mehr so persönlich.

Nach längerer Meditationspraxis konnte ich sogar durch die Übungen Beschwerden wie Kopfschmerzen oder Bauchschmerzen lindern. D. h., dass die Beschwerden unmittelbar nach der Meditation besser oder teilweise sogar auch verschwunden waren. Das beeindruckte mich sehr, gab mir zu denken und ließ mich meine Übungen noch ernsthafter praktizieren.

Seit einiger Zeit stehe ich nun morgens früher auf und meditiere vor der Arbeit. Das zeigt die zusätzliche Wirkung, dass ich den Arbeitstag mit einer anderen gefestigteren inneren Einstellung und auf einem niedrigeren Stresslevel beginne.

Mittlerweile sind die MBSR-Übungen fester Bestandteil meines Tagesablaufs und gehören schon fast mit zu meinen täg-

lichen Grundbedürfnissen, denn es tut gut, einmal am Tag auch wirklich bei sich selbst anzukommen.

Ich bin sehr dankbar für diese neue Erfahrung, die mein Leben bereichert und ihm eine neue Ausrichtung gegeben hat. Auch fühlte ich mich in dem Kurs nach den ersten Anlaufschwierigkeiten sehr wohl, da das gemeinsame Praktizieren uns zu einer richtigen Gemeinschaft zusammengeführt hat. Weiter begann ich mich immer mehr für die neuen Themen zu interessieren, die jede Woche vorgestellt wurden. Und zum Erstaunen meiner Frau, die sich anfangs wirklich viele Vorwürfe anhören musste, war ich, der sich anfangs so dagegen gewehrt hatte, sogar traurig, als der Kurs nach acht Wochen vorbei war.

Ich denke, wenn eine Methode funktioniert, obwohl man erst nicht daran glaubt, sondern sie eher ablehnt, wofür ich ein lebendes Beispiel bin, ist das sicher der beste Beweis für ihre Wirksamkeit.

Was versteht man unter Achtsamkeit?

Die Praxis der Achtsamkeit stammt aus dem Buddhismus. Dieses Konzept beschreibt eine Grundhaltung, mit der wir sowohl uns selbst als auch der Welt begegnen. Wir stehen immer mit einer bestimmten Grundhaltung oder einer bestimmten Art der Bewusstheit in der Welt. Mal sind wir zerstreut, mal aufgekratzt, mal ängstlich-zurückhaltend und mal gelassen-entspannt. Dies ändert sich auch je nach Kontext. Morgens mit der Familie sind wir vielleicht mürrisch und grummelig, aber während der Arbeit, im Kontakt mit Kunden, dann professionell zugewandt und zuvorkommend. Es ist offensichtlich, dass diese Grundgestimmtheit oder Grundhaltung auch maßgeblich unsere Wahrnehmung und unser Erleben bestimmt. In einer aufgeregten-optimistischen Stimmung erleben wir die Dinge anders als in einer traurig-nachdenklichen. Interessant ist, dass wir meist gar nicht genau wissen, was gerade unsere Grundhaltung ist und uns auch nicht bewusst sind, dass wir diese Grundhaltung bewusst ändern könnten.

Wie ist nun diese Grundhaltung der Achtsamkeit? Die wichtigsten Stichworte sind hier *Präsenz* und *Akzeptanz*. Es geht darum, mit der Aufmerksamkeit beim gegenwärtigen Erleben zu sein und sich darüber hinaus auch dessen bewusst zu sein. Oft tun wir eine Sache und sind mit unseren Gedanken und Gefühlen woanders, sei es bei einem Ereignis in der Vergangenheit, über das man sich vielleicht noch ärgert, oder bei der Planung der Zukunft, die vielleicht mit Vorfreude verbunden ist. Bei der Achtsamkeit geht es darum, mit der Aufmerksamkeit wieder in der Gegenwart anzudocken (Präsenz). Also zum Beispiel beim Duschen, das Wasser auf der Haut spüren, beim Gehen, die Bewegung der Beine beobachten usw. Hieraus ergibt sich auch der *Erfahrungsbezug* der Achtsamkeit, der eine weitere wichtige Eigenschaft ist. Es ist ein großer Unterschied ob man etwas über Schokolade weiß oder ob man sie direkt erfährt, in diesem Falle also schmeckt. Dieser sinnliche bewusste Kontakt ist ein wichtiges Merkmal der Achtsamkeit.

Mit Akzeptanz ist gemeint, dass man diese Erfahrungen nicht in Frage stellt oder versucht sie zu verändern, sondern sie so nimmt wie sie sind. Die Schokolade schmeckt, wie sie schmeckt, daran kann man nichts ändern und daher macht es keinen Sinn, dies zu versuchen. Das ist ein einfaches Beispiel, aber oft ist es anders. Wir frieren und wollen nicht frieren, oder wir ärgern uns, wollen uns aber nicht ärgern. Hier versuchen wir häufig die Erfahrungen zu manipulieren, und es ist eine der tiefen Weisheiten der Achtsamkeit, dass diese Manipulationen kein Weg sind, der zu Glück und Zufriedenheit führt. Warum ist das so? Wenn wir frieren, aber nicht frieren wollen (und es ist gerade kein warmer Pullover zur Hand), dann beginnen wir das Frieren zu dramatisieren und uns schlimme Folgen auszumalen (Erkältung, Krankheit usw.). Davon fühlen wir uns dann noch schlechter. Wenn wir beginnen, uns darüber zu ärgern, dass wir uns ärgern, dann mehren wir den Ärger. Ähnlich ist es übrigens auch mit positiven Erlebnissen. Hier gibt es eine Tendenz, die positiven Erfahrungen dahingehend zu manipulieren, dass sie länger anhalten. Der schöne Augenblick möge nie vergehen, das leckere Essen nicht aufhören, der gute Rotwein immer wieder so schmecken. Als Konsequenz rennen wir dann immer den schönen Erlebnissen von damals hinterher, meist ohne diese wieder zu erlangen. Der Wein aus dem Urlaub schmeckt zu Hause nicht so gut und die Jugendliebe ist heute eine andere. Gleichzeitig verschließen wir durch dieses Suchen die Augen für die Wahrnehmung der Gegenwart, da wir ja mit der versuchten Wiederholung der Vergangenheit beschäftigt sind. In diesem Sinne lehrt uns die Achtsamkeit etwas, was zunächst paradox anmutet. Nämlich das *Angenehme loszulassen und das Unangenehme anzunehmen*.

Wie praktiziert man nun diese Grundhaltung? Eine solche akzeptierende und erfahrungsbezogene Gegenwartsorientierung erreicht man am besten durch ein *liebevolles und neugieriges Beobachten* dessen, was gerade im Leben geschieht. Dabei geht es darum, eine Haltung einzunehmen, als ob man noch gar nichts von der Welt wüsste, und all dies zum ersten Mal erlebt, der sogenannte *Anfängergeist*. Wie fühlt sich eigentlich das Sitzen auf einem Stuhl an? Wie ist es, eine Treppe hochzusteigen, was macht mein Körper da? Wie fühle ich meinen Atem in diesem Moment? Und wo? Und wie ist er gerade? Welche Gedanken sind gerade in meinem Kopf? Wie ist meine emotionale Gestimmtheit in genau diesem Moment?

Wenn Sie dies eine Weile tun, werden Sie merken, dass das gar nicht so einfach ist. Der Geist ist schnell abgelenkt, und anstatt zu beobachten, hat uns plötzlich ein Gedanke weggetragen oder eine Alltagsroutine aus der Achtsamkeit herausgeholt. Wenn wir also diese Haltung über eine längere Zeit beibehalten wollen, dann bedarf es einer gewissen Übung. Hier kommt die Meditation ins Spiel. In einem gezielten, stillen und reizarmen Rückzug können wir versuchen, bei dieser Grundhaltung des liebevollen akzeptierenden Beobachtens länger zu bleiben. Dazu nimmt man sich eine Aufgabe, zum Beispiel den Atem zu erkunden oder den eigenen Körper zu spüren und übt dann in der Meditation, mit der Aufmerksamkeit bei diesem Fokus zu bleiben. Man nennt dies die *formelle Praxis* der Achtsamkeit. Die *informelle Praxis* können wir dagegen direkt in unseren Alltag integrieren, indem wir uns vornehmen, eine Tätigkeit, die wir sonst in Routine ausführen, nun in der bewussten Haltung der Achtsamkeit zu praktizieren. Die kann das Spülen sein, der Weg zum Briefkasten oder das Zähneputzen. Durch das wiederholte Üben gewöhnt man sich daran, diese Grundhaltung immer wieder einzunehmen. Dies ist wichtig, damit man auch in schwierigen Situationen auf diese Ressource zurückgreifen kann.

Damit wird aber auch nochmals klar, dass es in der Achtsamkeitsmeditation nicht darum geht, ein bestimmtes höheres Ziel oder einen entrückten Zustand zu erreichen. Im Gegenteil, es geht darum, alle Vorstellungen, wie die Welt oder man selbst sein sollte, loszulassen und mit dem zu gehen, was gerade ist. Oft ist es schwierig, dies in der Meditation immer wieder zu realisieren, weil das Spüren der eignen inneren Unruhe oder des schmerzenden Rückens so gar nichts mit unseren Vorstellungen von einer gelingenden Meditation gemein haben. Der Schlüssel liegt hier aber immer wieder in einem liebevollen Annehmen von dem, was gerade ist. *Präsenz und Akzeptanz.*

c. Achtsamkeit ist populär – Mode, Methode oder Lebensstil?

Wieso wollen wir plötzlich alle achtsam sein? Bedeutet es doch nur, seine Aufmerksamkeit ganz bewusst zu fokussieren, auszurichten auf ein gewähltes Ziel, unabgelenkt und in einer wohlwollenden und nicht bewertenden Haltung. Dies erscheint in einer sich in Geschwindigkeit und globaler Vernetzung selbstübertreffenden Gesellschaft doch eher hinderlich zu sein.

Achtsamkeit als Seinszustand, als Geistes- und Lebenshaltung ist entstanden in einem Kontext unterschiedlicher spiritueller Traditionen. Eingebettet in weitere Tugenden wie Erkenntnis, Weisheit, ethisches Bewusstsein und Handeln, um nur einige zu nennen. Genügt es also, ein Glied aus einer Kette heraus zu trennen, es je nach Bedarf isoliert von den anderen zu gebrauchen und zu vermeinen, es habe die ursprünglich ihm zugeschriebene Wirkung einzutreten? Mitnichten. Entscheidend in diesem Prozess ist die Absicht, die vor all unserem Tun oder Handeln steht.

Damit Achtsamkeit, die wir in der Meditation quasi als Trockenübung trainieren, eine heilsame Wirkung erzielt, bedarf es zuvor einer sorgsamen Klärung der Motivation. Erschreckt hat mich die Aussage eines Bekannten, der es sinngemäß folgendermaßen formulierte: Es sei eine gesellschaftliche Entwicklung zu erkennen im Sinne von »jeder wolle nur noch das Beste – allerdings nur für sich selbst«. So betrachtet kann Achtsamkeit auch tatsächlich in einer Weise verwendet werden, die alles andere als heilsam ist. Zumindest nicht, wenn nur kurzfristige Erfolge und Vorteile angestrebt werden. Alles was wir denken, sagen oder tun, wirkt auf irgendeine Art, früher oder später. Eine heilsame Absicht wird die Wahrscheinlichkeit erhöhen, dass wir mithilfe achtsamen Fühlens, Denkens und Handelns auch heilsame Ergebnisse erwarten können. Aber auch das Gegenteil ist der Fall. Achtsamkeit als Modeerscheinung wird vorübergehende und oberflächliche Wirkungen zeigen, die möglicherweise dem erwarteten Ergebnis nicht entsprechen und langfristig zu Enttäuschung und Verdruss führen. Nicht zuletzt können auch unheilsame Wirkungen durch ein achtsames Handeln entstehen, wenn dieses gespeist wird aus unwissenden, egoistischen oder gierigen Quellen und Motiven.

Als Methode angewandt, ist es für den Erfolg und eine förderliche und heilsame Wirkung deshalb unerlässlich, dass die Absicht dahinter rein, ungetrübt von ausschließlich egoistischen Antrieben und im Einklang mit den Bedürfnissen der Mit- und Umwelt steht.

Bericht von Inge und Rainer Mirbach

Können Sie sich erinnern, wodurch Sie auf das Thema »Achtsamkeit« aufmerksam geworden sind und weshalb Sie dann einen MBSR-Kurs besucht haben?
Durch ein traumatisches Kindheitserlebnis war ich unter anderem in therapeutischer Behandlung. Die Therapeutin machte mich auf das Thema »Achtsamkeit« aufmerksam. Aufgrund eines Inserats von St. Luzen mit der Ankündigung eines Einstiegsvortrags von Dr. Banzhaf über »MBSR« wurde das Interesse von mir und meiner Frau an dem Thema geweckt. Im Vortrag wurden mehrere Punkte angesprochen, die meine Frau und mich schon seit längerer Zeit beschäftigen. Nicht nur das Thema Meditation, sondern auch gesunde, bewusste Ernährung, ein friedvolles Leben im Einklang mit der Natur, sich distanzieren lernen von einer immer materieller und technischer werdenden Umwelt, das eigene Lebens- und Arbeitsmuster anzusehen und zu überdenken, ließ uns schon im Vortrag vermuten, dass es nicht nur um das Erlernen von »Entspannungstechniken« geht. Das machte uns sehr neugierig und hat uns veranlasst, uns noch während des Vortrags zu dem nachfolgenden MBSR-Kurs anzumelden.

Wie waren Ihre Erfahrungen in diesem Kurs? Was war besonders wichtig für Sie persönlich? Was ist sozusagen »hängen« geblieben?
Da ich und meine Frau beide seit Jahrzehnten im Sozialbereich tätig sind, sind uns Fortbildungen, Fachkurse, gruppendynamische Prozesse und psychologische Konzepte sehr bekannt. Oftmals werden in Kursen entweder belehrende Inhalte vermittelt oder steht die Gruppendynamik im Vordergrund. Dies führt oft dazu, dass dann nur die Befindlichkeiten einzelner Teilnehmer zum Hauptthema werden. Diese Befürchtungen wurden im MBSR-Kurs in keiner Weise wahr. Wichtig für mich waren auch die Gruppe und die Erfahrungen, die in der Gruppe ausge-

tauscht wurden. Es herrschte im Kurs schon nach kurzer Zeit eine Atmosphäre der Offenheit und Vertrautheit. Meine Frau und ich nahmen sehr viel von den persönlichen Erfahrungen anderer Kursteilnehmer und Teilnehmerinnen mit. Absolut wichtig für uns war das breite Spektrum der Inhalte im MBSR-Kurs – gesunde Ernährung, Belastungen durch Strahlen und Umweltgifte, Lebensanschauungen, Umgang mit Mitmenschen und Tieren, der wertschätzende und achtsame Umgang mit sich selbst usw. Das waren nur einige Themen, die im Kurs angeregt und bei uns zuhause in Form von Gesprächen und Gedanken »weitergewirkt« haben. Die Meditationen zeigten bei uns schon nach kurzer Zeit Wirkung. Wir meditierten während des Kurses täglich. Nach Beendigung des Kurses meditierten wir aber dann leider nicht mehr so viel. Die Erkenntnis und die Quintessenz des Kurses liegt bei uns hauptsächlich in alltäglichen Veränderungen. Wir essen wesentlich bewusster als vorher. Dies hatte auch eine radikale Änderung in der Nahrungsbeschaffung zur Folge. Wir kaufen nun zu 90 % bewusster ein und kaufen regionale und biologische Produkte. Wir schätzen dadurch die Nahrung mehr und der Genuss ist um ein Vielfaches gesteigert.

Wie hat sich Ihr Leben durch »Achtsamkeit« verändert? In welchen Bereichen?

Insgesamt sind wir dankbarer für die schönen Dinge dieser Welt und schätzen manche Dinge wesentlich mehr als vor dem Kurs. Dazu gehören z.B. die unglaubliche Vielfalt und der Reichtum unserer Nahrung. Die Dinge, mit denen wir uns täglich umgeben dürfen (Haus, Garten, Auto, eine warme Heizung im Winter usw.), persönliche Kontakte zu Menschen.

Allerdings nehmen wir auch bewusster wahr, was wir nicht bzw. nicht mehr wollen, was und wer uns nicht gut tut, und wir artikulieren auch mehr, was wir nicht wollen. Alles kann man aber leider nicht ändern – manche Zwänge und ungute Situationen oder äußere Einflüsse (Handystrahlen, Umweltverschmutzung usw.) werden uns durch vermehrte Achtsamkeit bewusst und damit auch zu einer neuen Belastung!

Meditieren Sie in irgendeiner Form (seit Beendigung des Kurses)? In welcher Form?
Wir meditieren zurzeit nicht mehr so oft. Wichtig für uns ist das Innehalten im Alltag und das Leben im Hier und Jetzt bewusster wahrzunehmen. Die Nachwirkung des Kurses besteht bei uns vor allem im Wahrnehmen – z.B. dass man im Moment nicht achtsam umgeht (Zeitung lesen beim Essen, jetzt denken was nachher noch erledigt werden muss) und das Zurückfallen in alte Verhaltensmuster (Multitasking etc.).

Bei unseren regelmäßigen MBSR-Nachtreffen meditieren wir in der Gruppe und genießen den Kontakt auch sehr.

Was würden Sie gestressten, kranken oder auch gesunden Menschen aufgrund Ihrer eigenen Erfahrungen, die Sie mit MBSR gemacht haben, raten?
MBSR ist aus unserer Sicht kein »erlernbarer« Kurs, der auf die bloße Vermittlung von »Entspannungstechniken« reduziert ist. MBSR ist eine Lebenseinstellung, die sich vielleicht von der bisherigen persönlichen Einstellung deutlich unterscheiden kann. Sie ist ein Baustein zu einem zufriedeneren Leben.

Wollen Sie den Lesern des Buches noch eine persönliche oder andere Information mit auf den Weg geben zum Thema »Meditation und Achtsamkeit«?
Aufgrund der über Jahrzehnte eingefahrenen Unachtsamkeit, mit der wir uns umgeben haben, ist es nicht einfach, die Verhaltens- und Einstellungsänderungen, die sich durch MBSR ergeben haben, auch langfristig beizubehalten – wir merken immer wieder, dass eine MBSR-Auffrischung gut täte. Solange wir dieses bemerken, hat die Kraft der Veränderung noch

nicht ganz nachgelassen – wenn wir dies nicht mehr wahrnehmen sollten, wird's höchste Zeit für einen Auffrischungskurs.

Wir sind dankbar für die Erfahrungen, die wir mit MBSR machen durften und dürfen!

Durch eine veränderte Wahrnehmungsfähigkeit und die damit verbundenen Erfahrungen im täglichen Leben verändern Menschen im Laufe der Zeit ihre Bedürfnisse, ihre Einstellungen, ihre innere und nicht zuletzt auch äußere Haltung. Wenn sie erkennen, dass eine weniger reaktive Grundeinstellung manche Probleme im Keim zu ersticken vermag, dass eine besonnene Rede nicht nur ihren Mitmenschen, sondern vor allem ihnen selbst gut tut, dass wohlwollende Emotionen für sie selbst heilsam sind, dann werden diese persönlichen Erlebnisse zu einem Generator für die Verstärkung genau dieser Denk- und Handlungsweisen. Wie Thich Nhat Hanh bemerkt, tragen wir alle Samen in uns, die heilsamen und die unheilsamen, die der Wut und des Hasses, aber auch die der Güte und des Mitgefühls. Es ist unsere Entscheidung, welche wir gießen und pflegen. Es bedarf jedoch eines geduldigen Übens, eines Vertrauens in eine nicht exakt kalkulierbare und vorhersehbare Entwicklung. Und es wird in diesem Prozess auch Enttäuschungen und Rückschläge geben. Zahlreiche Forschungen zeigen aber, dass eine achtsame Haltung die Widerstandkraft, die *Resilienz*, gegen die Widrigkeiten des Lebens enorm erhöhen kann.

Wissenschaftliche Untersuchung der Achtsamkeitsmeditation

Ein Grund, warum die Achtsamkeitsmeditation heute eine so große Popularität erreicht hat, liegt sicherlich darin, dass sie mittlerweile wissenschaftlich gut erforscht ist. Mit dem achtwöchigen MBSR-Kurs von Jon Kabat-Zinn lag ein einheitliches, gut beschriebenes Kursformat vor, das mittlerweile weltweit angeboten wird. Diese Standardisierung hat die Achtsamkeitsmeditation für die Wissenschaft aufgeschlossen, da sich zu diesem Format sehr gut vergleichbare Studien durchführen lassen. In Deutschland wurde die erste MBSR-Studie 1999 in Freiburg durchgeführt[70]. Mittlerweile finden sich umfangreiche Übersichtsarbeiten, die mehr als 200 Studien mit mehr als 12 000 Patienten beschreiben[71].

MBSR selbst versteht sich nicht als eine gezielte Therapie, sondern als Kurs, der sowohl Gesunden wie auch Kranken dabei helfen kann, mit schwierigen Situationen, seien es Stress oder chronische Erkrankungen, umzugehen. In diesem Sinne finden sich auch die größten Effekte des MBSR-Kurses bei den psychischen Begleiterscheinungen von Stress oder chronischen Erkrankungen. Eine Schlüsselerkenntnis ist hierbei, dass vor allem bei chronischen Erkrankungen diese Erlebensperspektive zentral dafür ist, wie es den Patienten geht. Die gleiche Erkrankung mit den gleichen objektiven Befunden kann von Menschen ganz unterschiedlich erlebt werden. Während die eine Person verängstigt und verunsichert ist und in Depression versinkt, gelingt es der anderen, einen guten Umgang damit zu entwickeln und trotz schwieriger Umstände ein gewisses Maß an Lebensqualität zu erhalten. Diesen Aspekt der Lebensqualität hat die medizinische Forschung lange vernachlässigt.

---

70 Majumdar, M., Grossman, P., Dietz-Waschkowski, B., Kersig, S., & Walach, H. (2002). Does Mindfulness Meditation Contribute to Health? Outcome Evaluation of a German Sample. Journal of Alternative and Complementary Medicine, 8, 719-730.

71 Khoury, B., Lecomte, T., Fortin, G., Masse, M., Therien, P., Bouchard, V., … Hofmann, S. G. (2013). Mindfulness-based therapy: A comprehensive meta-analysis. Clinical Psychology Review, 33(6), 763–771. http://doi.org/10.1016/j.cpr.2013.05.005
Goyal, M., Singh, S., Sibinga, E. M. S., Gould, N. F., Rowland-Seymour, A., Sharma, R., … Haythornthwaite, J. A. (2014). Meditation Programs for Psychological Stress and Well-being: A Systematic Review and Meta-analysis. JAMA Internal Medicine, 174(3), 357.http://doi.org/10.1001/jamainternmed.2013.13018

Die vielen Studien zeigen nun relativ einheitlich, dass MBSR in der Lage ist, negative Emotionen zu bessern. Ganz vorn stehen dabei Angst und Depression. Ebenfalls recht eindeutig berichten viele Studien, dass sich der wahrgenommene Stress verringert. Als Begleittherapie haben sich viele positive Effekte vor allem bei Krebs[72] aber auch bei vielen anderen chronischen Erkrankungen ergeben (zum Beispiel Multiple Sklerose[73], Fibromyalgie[74], Gefäßerkrankungen[75]). Hier führte ein MBSR-Kurs dazu, dass sich die psychische Befindlichkeit der Patienten verbesserte und sich somit die Lebensqualität trotz der chronischen Krankheit erhöhte.

Vereinzelt findet sich auch, dass sich im Zuge des MBSR-Kurses die Symptome direkt verbessern. Dies gilt vor allem für Erkrankungen mit einer hohen psychischen Beteiligung wie dem Reizdarmsyndrom[76] oder der Bulimie[77]. In zwei neueren Studien

---

72 Piet, J., Würtzen, H., & Zachariae, R. (2012). The Effect of Mindfulness-Based Therapy on Symptoms of Anxiety and Depression in Adult Cancer Patients and Survivors: A Systematic Review and Meta-Analysis. Journal of Consulting & Clinical Psychology.
Ledesma, D., & Kumano, H. (2009). Mindfulness-based stress reduction and cancer: a meta-analysis. Psycho-Oncology, 18(6), 571–579.
Zainal, N. Z., Booth, S., & Huppert, F. A. (2013). The efficacy of mindfulness-based stress reduction on mental health of breast cancer patients: a meta-analysis. Psycho-Oncology, 22(7), 1457–1465. http://doi.org/10.1002/pon.3171

73 Grossman, P., Kappos, L., Gensicke, H., souza, M. D', Mohr, D. C., Penner, I. K., & Steiner, C. (2010). MS quality of life, depression, and fatigue improve after mindfulness training A randomized trial. Neurology, 75(13), 1141–1149.

74 Lauche, R., Cramer, H., Dobos, G., Langhorst, J., & Schmidt, S. (2013). A systematic review and meta-analysis of mindfulness-based stress reducion for the fibromyalgia syndrome. Journal of Psychosomatic Research, 75, 500–510.

75 Abbott, R. A., Whear, R., Rodgers, L. R., Bethel, A., Thompson Coon, J., Kuyken, W., … Dickens, C. (2014). Effectiveness of mindfulness-based stress reduction and mindfulness based cognitive therapy in vascular disease: A systematic review and meta-analysis of randomised controlled trials. Journal of Psychosomatic Research, 76(5), 341–351. http://doi.org/10.1016/ j.jpsychores.2014.02.012

76 Aucoin, M., Lalonde-Parsi, M.-J., & Cooley, K. (2014). Mindfulness-Based Therapies in the Treatment of Functional Gastrointestinal Disorders: A Meta-

wurde auch eine positive Auswirkung auf die Schlafqualität bei Schlafstörungen berichtet.[78]

Relative viele Untersuchungen liegen zur Frage vor, ob chronische Schmerzen mittels eines MBSR-Kurses gebessert werden können. Chronische Schmerzen (zum Beispiel Rückenschmerzen, Nackenschmerzen, aber auch Fibromyalgie oder Kopfschmerzen) stellen mittlerweile eines der problematischsten Krankheitsbilder unserer Gesellschaft dar. Diese nehmen stark zu, es sind sehr viele Menschen betroffen, Therapieerfolge sind oft nur begrenzt und die Wirkung von pharmakologischer Schmerztherapie ist oft entweder zeitlich begrenzt oder führt zu starken Nebenwirkungen und Abhängigkeit. In den Untersuchungen zeigt sich, dass auch hier ein MBSR-Kurs sehr geeignet ist, die psychischen Folgeerscheinungen der Schmerzerkrankung wirkungsvoll zu lindern[79]. Die Schmerzen selbst gehen jedoch nur moderat zurück, die Effekte sind dabei denen einer kognitiven Verhaltenstherapie vergleichbar. Insgesamt gilt grundsätzlich für die Therapie chronischer Schmerzen, dass *nie*

Analysis. Evidence-Based Complementary and Alternative Medicine, 2014, e140724. http://doi.org/10.1155/2014/140724

77 Katterman, S. N., Kleinman, B. M., Hood, M. M., Nackers, L. M., & Corsica, J. A. (2014). Mindfulness meditation as an intervention for binge eating, emotional eating, and weight loss: A systematic review. Eating Behaviors, 15(2), 197–204. http://doi.org/10.1016/j.eatbeh.2014.01.005

78 Ong, J. C., Manber, R., Segal, Z., Xia, Y., Shapiro, S., & Wyatt, J. K. (2014). A Randomized Controlled Trial of Mindfulness Meditation for Chronic Insomnia. Sleep, 37(9), 155-1563. http://doi.org/10.5665/sleep.4010
Black, D. S., O'Reilly, G. A., Olmstead, R., Breen, E. C., & Irwin, M. R. (2015). Mindfulness Meditation and Improvement in Sleep Quality and Daytime Impairment Among Older Adults With Sleep Disturbances: A Randomized Clinical Trial. JAMA Internal Medicine, 175(4), 494. http://doi.org/10.1001/jamainternmed.2014.8081

79 Veehof, M. M., Oskam, M. J., Schreurs, K. M. G., & Bohlmeijer, E. T. (2011). Acceptance-based interventions for the treatment of chronic pain: A systematic review and meta-analysis. Pain, 152(3), 533–542. Chiesa, A., & Serretti, A. (2011). Mindfulness-Based Interventions for chronic pain: a systematic review of the evidence. Journal of Alternative & Complementary Medicine, 17(1), 83-93.

eine Therapieart (Medikation, manuelle Verfahren, psychologische Ansätze, Achtsamkeit usw.) alleine ausreichend ist, eine solche Störung zu behandeln. Es bedarf hier einer sogenannten *multimodalen Therapie*, in der verschiedene Behandlungsansätze kombiniert werden[80].

Einen besonderen Ansatz gibt es für die sogenannte Rückfallprophylaxe von schweren Depressionen. Man weiß aus der Forschung, dass sich die Wahrscheinlichkeit, eine erneute depressive Episode zu erleiden, mit der Anzahl der bisher erlebten Episoden erhöht. Eine spezielle Anpassung des MBSR-Programms, der sogenannten *MBCT-Kurs* (mindfulness based cognitive therapy, dt. Achtsamkeitsbasierte Kognitive Therapie) schult Patientinnen und Patienten, die mehrere depressive Episoden hatten, gezielt in mentalen Strategien, einen solchen Rückfall zu vermeiden. Mittels achtsamkeitsbasierter Methoden wird erlernt, wie man in akuten Krisen ein erneutes Abrutschen in die Depression effektiv vermeiden kann. Die Resultate dieser Studien sind sehr deutlich und gehören zu den beeindruckendsten Ergebnissen der Achtsamkeitsforschung. Es gelang in mehreren Studien, die Rückfallwahrscheinlichkeit ungefähr zu halbieren[81]. Eine neuere Studie zeigte, dass der Kursbesuch noch nach zwei Jahren zu genauso guten Effekten führte, wie die kontinuierliche Einnahme von Antidepressiva[82]. Den Patienten konnte so die

---

80 Schmidt, S. (2012). Achtsamkeit bei Schmerzen. In M. Zimmerman, C. Spitz, & S. Schmidt (Eds.), Achtsamkeit. Ein buddhistisches Konzept erobert die Wissenschaft – mit einem Beitrag S.H. des Dalai Lama. Bern: Hans Huber.

81 Piet, J., & Hougaard, E. (2011). The effect of mindfulness-based cognitive therapy for prevention of relapse in recurrent major depressive disorder: A systematic review and meta-analysis. Clinical Psychology Review, 31(6), 1032–1040.

82 Kuyken, W., Hayes, R., Barrett, B., Byng, R., Dalgleish, T., Kessler, D., … Byford, S. (2015). Effectiveness and cost-effectiveness of mindfulness-based cognitive therapy compared with maintenance antidepressant treatment in the prevention of depressive relapse or recurrence (PREVENT): a randomised controlled trial. The Lancet, 386(9988), 63-73. http://doi.org/10.1016/S0140-6736(14)62222-4

nebenwirkungsreiche und auch teure Einnahme von Antidepressiva erspart bleiben.

Mittlerweile wurden für viele weitere Störungsbilder oder auch für spezielle Lebenssituationen spezialisierte Versionen des MBSR-Kurses entwickelt. So zum Beispiel für die Rückfallprophylaxe nach einer Suchterkrankung[83], wo sich auch erste Erfolge zeigen[84] oder auch für die Anforderungen des Studiums[85] oder des Elternseins[86].

Umfangreiche Untersuchungen beschäftigen sich auch mit der Frage, wie Gesunde auf einen MBSR-Kurs reagieren. Hier weisen zahlreiche Studien recht eindeutig in die gleiche Richtung. Verbesserungen im mittleren Ausmaß zeigten sich für das Stresserleben, Angst, Depression und die Lebensqualität[87].

Insgesamt ist es sowohl für klinische Studien als auch bei den Studien an Gesunden so, dass es sich um mittelgroße Effekte handelt, die denen anderer Verfahren (zum Beispiel Psychotherapie) ähneln. Der oft in den Medien kolportierte Eindruck, dass

---

83 Bowen, S., Chawla, N., & Marlatt, G. A. (2012). Achtsamkeitsbasierte Rückfallprävention bei Substanzabhängigkeit: Das MBRP-Programm. Mit Online-Materialien (Deutsche Erstausgabe). Weinheim: Beltz.

84 Bowen, S., Witkiewitz, K., Clifasefi, S. L., Grow, J., Chawla, N., Hsu, S. H., … Larimer, M. E. (2014). Relative efficacy of mindfulness-based relapse prevention, standard relapse prevention, and treatment as usual for substance use disorders: a randomized clinical trial. JAMA Psychiatry, 71(5), 547–556. http://doi.org/10.1001/jamapsychiatry.2013.4546

85 Lynch, S., Gander, M.-L., Kohls, N., Kudielka, B., & Walach, H. (2011). Mindfulness-based Coping with University Life: A Non-randomized Wait-list-controlled Pilot Evaluation. Stress and Health, 27(5), 365-375. http://doi.org/10.1002/smi.1382

86 Bögels, S., & Restifo, K. (2014). Mindful Parenting – Achtsamkeit und Selbstfürsorge für Eltern: Das Manual für ein 8-Wochen-Programm. (D. Fuchs, Trans.). Freiburg im Breisgau: Arbor.

87 Khoury, B., Sharma, M., Rush, S. E., & Fournier, C. (2015). Mindfulness-based stress reduction for healthy individuals: A meta-analysis. Journal of Psychosomatic Research, 78(6), 519–528. http://doi.org/10.1016/j.jpsychores.2015.03.009

Eberth, J., & Sedlmeier, P. (2012). The Effects of Mindfulness Meditation: A Meta-Analysis. Mindfulness, 3(3), 174-189. http://doi.org/10.1007/s12671-012-0101-x

es sich hier um sensationelle Effekte handelt, die alles Bisherige in den Schatten stellen, ist sicherlich nicht korrekt. Das Spektakuläre an diesen Effekten ist, dass es sich um ein eher kurzes Gruppenprogramm handelt, das noch nicht mal spezifisch auf eine Erkrankung ausgerichtet ist und anscheinend doch mit vielen anderen hochspezialisierten und längerdauernden Verfahren konkurrieren kann. Und noch eines ist zu bedenken. Wissenschaftliche Untersuchungen bilden immer den Durchschnitt über viele Teilnehmerinnen und Teilnehmer ab. Daher können sie sehr starke persönliche Erlebnisse und beeindruckende Veränderungen bei einzelnen Kursbesuchern, wie sie im Zuge von MBSR oft vorkommen, nicht abbilden. Eine sinnvolle Ergänzung zur Betrachtung der wissenschaftlichen Studien ist daher die Lektüre der Erfahrungsberichte in diesem Buch.

d. MBSR (Mindfulness Based Stress Reduction) ist mehr als Stressbewältigung

Als Jon Kabat-Zinn das Konzept MBSR – zu übersetzen mit achtsamkeitsbasierter Stressbewältigung – entwickelte, hatte er es in der Klinik, in der er arbeitete, mit Menschen zu tun, die für die konventionelle Medizin nicht mehr interessant waren, für die keine sogenannte evidenzbasierte Therapie mehr zur Verfügung stand. Diese austherapierten Patienten nahm er in seine Gruppensitzungen auf und praktizierte mit ihnen Achtsamkeit. Das mehrwöchige und ambulante Programm, aufbauend auf sieben Grundpfeilern, bestand aus einer angeleiteten Übung zur Körperwahrnehmung, in der die Aufmerksamkeit ganz und gar auf den Körper gerichtet wird, dem sogenannten *Bodyscan*. Hier wird minutiös und akribisch quasi in Zeitlupe jeder Körperteil ins Gewahrsein genommen, unabhängig davon, ob es sich um angenehme, unangenehme oder gar schmerzhafte Körperstellen handelt. Kabat-Zinn nahm weitere

Module aus unterschiedlichen Therapierichtungen wie Yoga und Atemübungen hinzu. Er vereinte auf geniale Weise die Weisheit alter spiritueller Traditionen mit dem Wissen der modernen Wissenschaft aus Neurobiologie, Medizin und Psychologie und schuf ein Konzept, das eigentlich universal anwendbar ist, sowohl in vorbeugender als auch in heilender Absicht.

Die nötige Akzeptanz wurde erzielt, indem es religiös dekontextualisiert, also von spirituellen Konzepten befreit wurde und somit von allen Menschen, gleichgültig ob und welcher Glaubensrichtung sie sich zugehörig fühlten, leicht umzusetzen war.

Allein diese Hinwendung zum eigenen, oft lange vernachlässigten Körper mit seinen eigenen Bedürfnissen ist für viele Kursteilnehmer sehr hilfreich, obwohl im ersten Moment vielleicht sich die Schmerzen sogar verstärken oder zumindest nicht rückläufig sind. Manche Körperstellen oder Organe atmen regelrecht auf, weil sie lange nicht mehr wahrgenommen wurden, trotz oder gerade wegen ihrer Pein, ihres Mangels oder ihrer Sehnsucht nach Beachtung. Heute ist es noch nicht allgemein akzeptiertes Wissen, dass viele unserer bewussten und unbewussten Erfahrungen auch auf körperlicher Ebene verankert sind. Und diese Erfahrungen erzeugen möglicherweise Signale, wir Ärzte nennen sie Symptome, die aufmerksam machen wollen, dass es einen Handlungs- oder Veränderungsbedarf gibt. Die Beachtung dieser Zeichen innerhalb des Bodyscans kann dazu führen, dass verdrängte und abgespaltene Inhalte wieder ans Licht kommen und sich zeigen dürfen. Die Absicht, alles für den Moment da sein zu lassen und auf eine Bewertung im Sinne von gut oder schlecht zu verzichten, ist alleine schon entspannend und stressreduzierend. Im weiteren Verlauf des Übens gesellt sich zu dieser erstmals neutralen Haltung dann auch das Verständnis für den eigenen Körper in seiner momentanen, vielleicht schmerzhaften Verfassung. Dieses aufkeimende Mitgefühl beendet nach und nach die Ablehnung, den Groll und die Wut auf den eigenen Körper, denn im Erkennen des Eigenen, das leidet, entsteht eine neue Art der Verbundenheit und des Eins-Seins mit sich selbst.

Die sieben Grundpfeiler der Achtsamkeitspraxis

- Geduld (Jetzt – Vergangenheit – Zukunft)
- Nicht-Beurteilen (neutraler Beobachter)
- den Geist des Anfängers bewahren (Bedeutungen, vorgefasste Meinungen aufgeben)
- Loslassen (kein Anhaften an Objekten, Dingen …)
- Nicht-Greifen (aktives Nicht-Tun, keine Ziele)
- Vertrauen (in die eigene innere Weisheit)
- Akzeptanz (Annehmen, was im Moment ist, keine Vorstellungen oder Erwartungen)

In einer weiteren, zentralen Übungseinheit, der *Sitzmeditation*, wenden sich die Teilnehmer bewusst ihren eigenen ständig kreisenden Gedanken und Gefühlen zu. Die Aufgabe und zugleich Herausforderung besteht darin, sich nicht in den Inhalt dieser Geistesformationen hineinziehen zu lassen. Ein hilfreiches Bild könnte ein Wanderer entlang eines Flusses sein, der sich für eine gewisse Zeit am Ufer niederlässt und den Fluss aufmerksam und gleichmütig beobachtet. Manchmal ist es für die Teilnehmer eine große Überraschung, dass wirklich alles, was ins Bewusstsein tritt, nur für eine bestimmte Zeit existiert und dann zwangsläufig und wie von selbst wieder vergeht. Dieses Erkennen des Vergänglichen kann eine Erleichterung, manchmal aber auch angsterzeugend sein. Und auch dann besteht die Herausforderung darin, dies in beiden Fällen zwar zur Kenntnis zu nehmen, es aber ohne Urteil darüber einfach unkommentiert stehen zu lassen. Wie wir bereits an früherer Stelle gesehen haben, entsteht eine stressbeladene Situation immer dann, wenn sich eine Polarität entwickelt zwischen mehreren Wahlmöglichkeiten. Der Arzt und Hypnotherapeut Gunther Schmidt weist darauf hin, dass in den allermeisten Situationen nicht der Istzustand für die Entstehung der als belastend empfundenen Situation verantwortlich ist, sondern der Sollzustand, also das erwünschte Ziel. Das Problem ist also oftmals nicht die Gegenwart, sondern vielmehr die antizipierte Zukunft. Untersuchungen[88] des Forschers Grossarth-Maticek zeigen, dass vor allem das Nichterreichen von als persönlich sehr wichtig angesehenen individuellen Bedürfnissen zu Disstress führen. Die bewusste Wahrnehmung dessen, was im Moment als sehr attraktiv erscheint und das gleichzeitige Erkennen, dass auch diese Wünsche mindestens so veränderlich oder gar vergänglich sind wie die Objekte selbst, kann einen sehr befreienden Charakter haben.

In beiden im MBSR-Programm zentralen Übungen, sowohl im Bodyscan als auch in der Sitzmeditation, ist es von wesentlicher Bedeutung, den augenblicklichen Zustand so zu akzeptieren, wie er sich momentan offenbart. Ohne Anhaftung an eine besonders angenehme Vorstellung und gleichermaßen ohne Ablehnung einer möglicherweise sich als belastend oder unangenehm darstellenden Wahrnehmung.

Durch das beharrliche Einüben dieser neutralen Haltung in der formalen Meditation gelingt es auch im Alltag nach und nach besser, den Wellen des realen Lebens nicht mit Widerstand zu begegnen, sondern zu lernen, immer virtuoser auf ihnen zu reiten. Der innere, virtuelle Raum in uns, der sich zwischen äußerem Reiz auf der einen Seite und unserer Reaktion auf der anderen Seite befindet, wird mit der Zeit immer geräumiger und wohnlicher. Durch regelmäßige Übung bilden sich neue neuronale Bahnen im Gehirn, anfangs bescheiden und sehr schmal,

88 Grossarth-Maticek R., (2008) Synergistische Präventivmedizin, Grossarth-Maticek, Springer-Verlag

mit der Zeit aber immer befahrener und breiter. Und diese anfänglich biologischen Veränderungen führen schließlich dazu, dass sich nicht nur unser Denken und Fühlen, sondern auch unsere Verhaltens- und Handlungsmuster verändern.

MBSR ist ein körperbasiertes Mentaltraining zur Emotionsregulation.

Ein strukturierter MBSR-Kurs dauert in der Regel 8 Wochen und die Teilnehmer treffen sich einmal in der Woche für jeweils 2-3 Stunden. Inhalte der Sitzungen sind formale Übungen wie Bodyscan, Meditation im Sitzen und Gehen, Atemübungen und einfache Körperübungen. Während des letzten Drittels des Kurses wird ein Tag der Achtsamkeit abgehalten. Tägliche Hausaufgaben, besser als »Verabredung mit sich selbst« bezeichnet, sind integraler Bestandteil eines 8-Wochen-Kurses. Einen großen Raum nimmt der Erfahrungsaustausch der Teilnehmenden ein, die sehr persönlichen Berichte über die gemachten Erfahrungen und das sich in manchmal kleinen, teilweise aber auch in gewaltigen Schritten verändernde Leben. Die Essenz des MBSR-Kurses ist viel mehr als die Verringerung von Stress. Es ist das Wieder-in-Kontakt-Kommen mit dem eigenen Körper, den eigenen Gefühlen und mit der eigenen Seele. Dieser Kontakt ist lebendig, ist spontan und unberechenbar. Dieser Kontakt lässt sich nicht erzwingen, nicht vorherbestimmen und schon gar nicht verordnen. Er ist bisweilen schmerzhaft, weil seit langem Verdrängtes, Abgespaltenes und scheinbar Vergessenes wieder ins Bewusstsein dringt. Aber er ist notwendig, denn nur über diesen Weg werden wir wieder ganz, wieder heil. Gesundheit wird gemacht. Heilung geschieht.

Aufgrund der sehr zahlreichen bereits erschienenen Bücher, Anleitungen und anderer Medien zum Thema Achtsamkeit und MBSR gerade im Zusammenhang mit einem strukturierten

MBSR-Kurs verzichten wir hier bewusst auf die detaillierte Beschreibung und Schilderung eines klassischen achtwöchigen Achtsamkeitskurses. Anzumerken ist jedoch, dass ein solches über mehrere Wochen angelegtes Training überaus hilfreich und nützlich ist, die Methode als solche einschließlich ihrer Grundlagen kennenzulernen, die Disziplin für ein regelmäßiges Üben aufzubringen und in der Gemeinschaft mit Gleichgesinnten einen fruchtbaren und lebendigen Erfahrungsaustausch zu erleben. An dieser Stelle sei auf die im Anhang zu findenden entsprechenden Kontaktdressen verwiesen.

Erfahrungsbericht von Claudia W.

Achtsamkeit und Meditation – sie zeigten mir, dass irgendwo im Herzen ein Licht scheint

Es ist dunkel, obwohl die Sonne scheint. Es ist kalt, obwohl Frühling ist. In mir eine Leere, eine Dunkelheit. Es fehlte mir die Kraft, die Energie, die Lebensfreude. Ich wollte Liebe geben und konnte nicht. Ich wollte Verständnis zeigen und war wie blockiert. Ich wollte geben und wurde wütend. In mir waren zwei abgespaltene Persönlichkeiten. Engel und Teufel. Hoffnung und Schwarzseher. Ich war mit allem überfordert. Vom Arbeitsplatz, meinem Mann und auch meiner Familie, Freunden und Nachbarn. Am liebsten war es mir, wenn ich alleine war. Zeitweise fragte ich mich sogar, ob dies so noch ein Leben ist. Dann kam, nach vielen kleinen Signalen, die jedoch immer unbeachtet von mir blieben, der große Knall. Ich brach in mir zusammen. Mir war nur noch zum Heulen zu Mute. Keine Hoffnung, keine Zukunft.

Ich wurde krankgeschrieben und bekam Psychopharmaka für den Notfall. Als ich zu Hause ankam und die Nebenwirkungen des Beipackzettels las, fasste ich einen Entschluss: so nicht! Abhängigkeit muss nicht auch noch sein! Es muss einen anderen Weg geben. Ich zog die Reißleine, wechselte den Arzt und machte in jedem Bereich einen Schritt zurück. Während dieser Zeit entdeckte ich in der Praxis meines Arztes einen Flyer für einen Achtsamkeitskurs ... Und das Beste daran war, dass er ganz in meiner Nähe stattfand und mein Arzt den Kurs sogar leitete... das war genau das, was ich brauchte! Ein Licht im Dunkeln! Schon am ersten Abend merkte ich, dass ich genau richtig bin. Alle Teilnehmer im Kurs hatten ähnliche Probleme wie ich. Plötzlich hatte man fremde Menschen um sich, die einem wie gute Bekannte vorkamen. Denn allen ging es gleich. Ich fühlte mich endlich verstanden.

Von Woche zu Woche bekamen wir nun Hausaufgaben. Zuerst dachte ich, wie schaffe ich das nur? Zu meinem Arbeitsberg noch mehr Aufgaben ... aber nein ... endlich bekam ich Aufgaben für mich. Es war geschenkte Zeit nur für mich. Kein Blumengießen für die Nachbarn, die im Urlaub sind, keine Aufgaben von der Arbeit mit nach Hause nehmen, nicht den anderen die Arbeit abnehmen und mir damit noch mehr aufhalsen ... Diese geschenkte Zeit nahm ich täglich nur für mich.

Langsam und Schritt für Schritt änderte ich mein Leben und meine Gewohnheiten. Auch wenn es nicht immer einfach war und ist. Es war sogar eine große Herausforderung. Nur ein Beispiel wäre, dass ich das schnurlose Telefon entfernte und das alte wieder hervorholte. Und auf einmal sieht man nicht mehr, wer angerufen hat und muss somit auch nicht zurückrufen. Ich setze mich zum Telefonieren und »muss« nicht mehr nebenher Wäsche aufhängen, bügeln, Blumen gießen, in den Keller springen ... Heute habe ich wieder das schnurlose Telefon. Aber ich setze mich trotzdem zum Telefonieren hin und mache nicht tausend Dinge nebenbei. Ich konzentriere mich auf eine Aufgabe im Hier und Jetzt.

Hier und jetzt, das bedeutet auch, dass ich mir nicht mehr so viel vornehme, lange nicht mehr so viel plane. Denn wenn ich etwas plane, funktioniert es meist doch nicht, tausend andere Dinge kommen dazwischen, und danach bin ich gehetzt und un-

zufrieden. Also versuche ich zuhause, und mittlerweile auch am Arbeitsplatz, so wenig wie möglich im Voraus zu planen. Es kommt wie es kommt!

Durch die Meditation und die Achtsamkeit bin ich viel aufmerksamer geworden. Zu Beginn war es ein Prozess, den man lernen und einüben muss. Auch heute, nach über einem halben Jahr, muss ich mich immer noch daran erinnern. Aber es fließt immer mehr in den Alltag mit ein. Zur Erinnerung trage ich immer noch mein Bändchen an der Hand, das wir am ersten Kursabend erhalten haben, und beobachte meinen Mann, der mir genau das vorlebt ... eins nach dem anderen.

Aber das Wichtigste, was ich wieder gelernt habe ist, mich wieder selbst zu mögen. Mich selbst wieder zu schätzen und etwas wert zu sein. Und dies war der Schlüssel zum Glück.

Denn ist man mit sich selbst im Reinen, kann man von niemandem angegriffen werden, da man von innen gestärkt ist. Man lernt außerdem, sich selbst, seine Mitmenschen, die Tiere und die Umwelt wertzuschätzen. Ich hätte nie geglaubt, dass ich einmal dazu in der Lage sein würde, einen Regenwurm anzufassen, um ihn in meinen Garten zu tragen. Da sich bei mir davor schon beim Gedanken daran alle Haare zu Berg gestellt haben. Es entwickelte sich aus Ekel eine achtsame Liebe.

Dies geht natürlich nicht von heute auf morgen und man braucht auch Unterstützung von Menschen, die einem den Weg in die richtige Richtung zeigen, die einen verstehen und die an einen glauben. Aber wenn man auf seinen Bauch hört, spürt man genau, wer diese Menschen sind. Denn diese Menschen werden einem »geschickt«... wie kleine Laternen auf einem dunklen Weg. Man muss sich nur trauen, ihre Hilfe anzunehmen.

Meinen Körper vergleiche ich mittlerweile mit meinem Garten. Ist der Garten im Ungleichgewicht, kommt das Ungeziefer und der Garten wird nieder gemacht, die Pflänzchen werden abgefressen und das Unkraut wuchert. Wenn ich mich nicht um meine Seele, mein Herz und meinen Körper kümmere, kommt das Ungeziefer direkt zu mir ... Dafür gibt es ja unzählige Möglichkeiten und Varianten, z.B. Krebs, Demenz, Unverträglichkeiten, Parasiten, Allergien ... Im Vorfeld sendet unser Körper jedoch unzählige Signale, z.B. Übelkeit, Mangelerscheinungen, Müdigkeit, Entzündungen, Kopfschmerzen. Oft werden diese Zeichen von uns nicht beachtet, verdrängt oder gar mit Tabletten beiseitegeschoben. Der Körper holt sich, was er braucht, und schöpft aus den Reserven. Nur irgendwann ist der Speicher leer und es kommt die nächste Stufe. Und je nachdem wie schnell wir auf unseren Körper reagieren, ihn wieder versorgen, füttern und nähren, kann er sich wieder erholen. Wer allerdings zu lange wartet ...

Ich hatte viele Anzeichen und Signale gesendet bekommen. Irgendwann habe ich es dann zum Glück kapiert und mit verschiedenen sanften Methoden und »Wegweisern« die Selbstheilungskräfte meines Körpers angeregt.

Zuerst brauchte ich allerdings Unterstützung, um den genannten Speicher wieder aufzufüllen. Durch verschiedene Nahrungsergänzungsmittel konnte ich meinen Körper wieder aufbauen. Es dauerte einige Zeit, aber irgendwann spürte ich dann, dass ich diese Ergänzungsmittel nicht mehr benötigte. Ich schaffte es auch ohne. Mein Körper funktionierte wieder und konnte die Stoffe aus der Nahrung wieder selbst aufnehmen. Ich bin wieder stärker und mein Garten steht voller bunter Blüten!

Damit dies auch so bleibt, habe ich mich schon vor Wochen für den nächsten Achtsamkeitskurs angemeldet.

7. Der Beginn eines neuen Weges

a. Erwachen aus dem Dornröschenschlaf

Wir verbringen einen Großteil unseres Alltags und damit unseres Lebens in einer Art Trancezustand. Wir alle kennen das Phänomen, dass wir von einem Ort zu einem anderen unterwegs sind und am Ziel meistens auch unversehrt ankommen, jedoch oftmals nicht wirklich sagen können, wie wir das gemacht haben, geschweige denn über Details berichten können, die uns auf der Fahrstrecke begegnet sind. Viele unserer Routinetätigkeiten laufen automatisiert ab. Häufig sind wir zwar körperlich anwesend, mental oder emotional jedoch verweilen wir in der Vergangenheit oder in der Zukunft. Wir sprechen in diesem Zusammenhang auch vom sogenannten *Autopilotenmodus*. Wenn wir aber nicht beteiligt sind mit unseren Sinnen, entgehen uns auch die potenziellen Erfahrungen in diesem Moment. Wenn es stimmt, dass ein Ziel im Leben darin besteht, Erfahrungen zu sammeln und daran zu wachsen und sich weiter zu entwickeln, dann ist das Ausbleiben von Erfahrungen verbunden mit einem Mangel an Lebensinhalt und vielleicht sogar Lebensziel. Der Hirnforscher Gerald Hüther vertritt die Auffassung, dass alles, was Bedeutung in unserem Leben erlangen soll, verknüpft sein muss mit lebendigen Gefühlen und Emotionen. Bedeutungslosigkeit wiederum ist ein Zeichen von Leere, Mangel und nicht selten Teil einer depressiven Entwicklung.

Wenn wir mit allen Fasern unseres Seins erkennen, dass wir nur diesen einen Augenblick zum Leben haben, dass alles andere Illusion ist und wir jetzt die Chance haben, diesen Augenblick Moment für Moment anzunehmen und in seiner ganzen Vielfalt auszukosten, dann haben wir alles getan, was notwendig ist, um zu erwachen.

Zu diesem einen Augenblick zurückzukehren, bei ihm zu verweilen und mit ihm auch noch zufrieden zu sein, ist eine der schwierigsten Aufgaben, die wir uns vornehmen können. Unser Verstand versucht uns auf vielfältige und sehr raffinierte Weise davon zu überzeugen, dass es nicht genügt, bei uns selbst zu bleiben, bei diesem Atemzug, in diesem Moment. Anfänglich eher freundschaftlich und amüsiert, väterlich oder mütterlich, in der Folge je nach geleistetem Widerstand aber auch mit deutlicheren Drohungen, schlussendlich mitunter unverblümt angst- und panikschürend.

So betrachtet ist eine achtsame Lebensweise einerseits das Erwachen aus diesem meist unbewussten Trancezustand und andererseits das Eintauchen in eine Wirklichkeit, die sich durch den Wegfall des Schleiers der Illusionen bisweilen anders zeigt, als man uns vielleicht lange Zeit versucht hat einzureden. Dieses Erwachen ist auch deshalb untrennbar verbunden mit einem Vertrauen in die eigene Weisheit, dass dieser eingeschlagene Weg hilfreich und heilsam ist. Es wird Rückschläge geben, Zeiten tiefer Verunsicherung, das Gefühl des Verlassenseins. Doch darauf folgen Phasen noch tieferen Vertrauens und inneren Wissens jenseits der angelernten und anerzogenen Verhaltens- und Denkmustern.

b. Wer wir sind – Opfer oder Schöpfer?

Viele Menschen sehen sich angesichts der rasanten Veränderungen und Unwägbarkeiten in ihrem privaten und beruflichen Umfeld zunehmend ausgeliefert und ihrer eigenen Handlungsfähigkeit und Autonomie beraubt. Hinzu kommen oft nicht erklärbare gesundheitliche Probleme, deren Symptome in keinem medizinischen Lehrbuch mehr zu finden sind. Fremdbestimmung ohne wirkliche Mitsprache führt zu weiterer Verunsicherung und Hilflosigkeit. Am Ende dieser Entwicklung steht das Gefühl, Opfer zu sein in einer nicht mehr kontrollierbaren und vorhersagbaren Welt. Hierbei spielt auch die totale Vernetzung und Globalisierung unserer modernen multioptionalen Gesellschaft verbunden mit einer nicht mehr überschaubaren Informationsfülle eine nicht zu unterschätzende Rolle.

Gewissermaßen als Rettung könnte man den Richtungswechsel, die Kehrtwendung von der Orientierung nach und im außen hin nach innen ansehen. In der Tat ist es ein radikaler Akt, der sich vollzieht, wenn wir uns hinsetzen oder hinlegen um nur und ausschließlich nach innen zu blicken, zu hören, zu spüren. Es ist ein radikaler Akt der Zuwendung, der Selbstliebe.

Als Menschen wachsen wir alle in einem ganz konkreten sozialen Umfeld auf, das uns, meist unbewusst, viel stärker prägt, als wir wahrhaben wollen. Und diese Prägungen, verbunden mit den daraus erwachsenden Einstellungen und Glaubenssätzen halten wir überwiegend für die Wahrheit. Danach zu leben und zu handeln sichert uns zwar die Zugehörigkeit zu unserer sozialen Gruppe, bindet uns aber auch in einen gesellschaftlichen Kontext ein, der uns oftmals wenig Spielraum lässt für wirklich eigene und freie Entscheidungen. Durch die Entdeckung der Achtsamkeit erkennen wir, meist sehr erstaunt, dass wir Alternativen haben. Dass nichts von alledem festgeschrieben und unverrückbar ist, was wir normalerweise dafür halten. Eine achtsame innere Haltung lässt uns zuerst nur erahnen und schließlich erfahren, dass wir nicht nur Opfer eines Umstands, einer Situation oder eines Ereignisses sind, sondern dass wir selbst durch vergangene eigene Handlungen oder Taten die Grundlagen für den momentanen Zustand zumindest mit erschaffen haben. Im selben Moment offenbart sich aber noch etwas anderes, vielleicht Wichtigeres. Dass wir selbst Mitschöpfer und Baumeister sind an dem, was wir unser Leben nennen. Und dass wir einen beträchtlichen Einfluss haben, nicht mehr auf die Vergangenheit, aber umso mehr auf die zukünftige Entwicklung. Es vollzieht sich eine fundamentale Wendung in dem Moment, wo wir von allem Äußeren ablassen und uns einlassen auf einen inneren Prozess, den wir Meditieren nennen können. Die Erkenntnis des eigenen Schöpfertums, der eigenen Macht und Kraft und des Vermögens, selbst etwas zu bewirken, nennen wir im therapeutischen Sprachgebrauch *Selbstwirksamkeit*. Menschen, die konsequent über eine gewisse Zeit meditieren, berichten regelmäßig über dieses Gefühl, sich nicht mehr völlig abhängig zu fühlen von Ärzten, Therapeuten oder anderen Menschen, sondern eigenständig ihre vor allem innere, aber auch äußere Lebenssituation positiv beeinflussen zu können. Und wir wissen heute, dass dies einen wesentlichen Faktor im Gesundungsprozess darstellt.

Selbstwirksamkeit ist ein heilsamer Faktor im Gesundungsprozess.

Die Wahrnehmung der eigenen, wenn auch bescheidenen Möglichkeit, selbst etwas zu bewirken, kann ungeahnte Kräfte freisetzen und manchmal sogar eine Lawine lostreten im Hinblick auf die Wiederherstellung dieser Selbstregulation sowohl auf körperlicher als auch auf psychischer Ebene.

Leider ist unser Gesundheitssystem nicht sonderlich gut darauf ausgerichtet, die Selbstkontrolle und Selbstwirksamkeit der Patienten/innen zu stärken. Weitverbreitet ist hier die Grundhaltung, der Patient solle passiv darauf warten, bis eine hochtechnisierte Medizin seine Symptome mittels ausgeklügelter Techniken beseitigt. Auch hier ist das Paradigma vom Körper als einer bewusstlosen Maschine, die von einem Fachmann oder einer Fachfrau wieder repariert wird, hinderlich für den Heilungsverlauf.

c. Von der Egozentrik zum Mitgefühl

Es scheint, dass unsere Verhaltensmuster im späteren Leben sehr davon abhängen, welche frühen Erfahrungen wir gemacht haben. Welche Muster von Bindung zu den ersten Bezugspersonen, in der Regel zu unseren Eltern, entstanden sind. Der Kinderpsychiater John Bowlby und die Psychologin Mary Ainsworth unterscheiden drei (bzw. vier) Kategorien von Bindungsmustern. Wenn sich ein Kind seiner zur Verfügung stehenden Bezugsperson sicher sein kann, wenn es Trost, Zuspruch und Nähe immer dann erhält, wenn dies notwendig ist, dann sprechen wir von sicherer Bindung. Kann sich ein Kind dieser Unterstützung nicht überwiegend sicher sein, dann kommt es zu einem unsicheren (vermeidenden oder ambivalenten) Bindungsverhalten. Von desorganisiertem bzw. desorientiertem Bindungsverhalten ist die Rede, wenn das Kind in einen unlösbaren Konflikt zwischen Annäherung und Bindung einerseits und Abwendung und Angst anderseits gerät und somit keine Lösung finden kann. Dies ist die wohl schwerste Form der Auslösung von Stress. Es gibt keinen Ausweg. Und dies bedeutet Traumatisierung mit schwerwiegenden Folgen für das gesamte weitere Leben hinsichtlich Aufmerksamkeitssteuerung und Emotionsregulation, Bindungsverhalten und nicht zuletzt unterschiedlichen körperlichen Erkrankungen.

So gesehen sind scheinbar rein egoistische und auf das Überleben bezogene Verhaltensmuster in erster Linie angelernte Überlebensstrategien, entstanden in einem inneren Chaos aus Angst und Panik durch äußere Bedrohung und ohne Ausweg. Egozentrik ist demnach das Produkt einer Erfahrung, dass das Leben eine Gefahr bedeutet, dass man sich um jeden Preis schützen muss, dass es keine Sicherheit gibt und dass Angriff die beste Verteidigung ist. Je früher im Leben derartige Erfahrungen gemacht werden, desto tiefer werden sie eingebrannt in unseren Organismus und desto mehr werden wir sie für die einzige Wahrheit halten. Wir wissen aber inzwischen über die hohe Veränderbarkeit unseres Gehirns und unseres Geistes, die sich auch in der sogenannten Neuroplastizität abbildet. Wenn es also gelingt, neue und positivere Erfahrungen im eigenen Leben mit anderen Menschen und Situationen zu machen, dann kann nach und nach das bislang vorherrschende Programm mit seinen alten Gefühls- und Verhaltensmustern umgeschrieben werden. Dann ist es möglich, dass aus einem ausschließlich auf Kampf oder Flucht ausgerichteten Denken und Handeln eine Haltung entsteht, die mehr und mehr geprägt ist von Einsicht, Verständnis und vielleicht sogar Mitgefühl.

Doch bevor dieses Mitgefühl für andere entstehen kann, ist es notwendig, dass wir uns selbst erkennen in all der Not und dem Leid, in all der Ausweglosigkeit und Ohnmacht und der daraus entstehenden Wut und dem Hass. Aber das mentale Erkennen reicht nicht aus. Es ist unerlässlich, dass es gefühlt und gespürt wird, dass wir noch einmal eintauchen in diesen Strudel von Angst und Schmerz. Natürlich nicht in der Art und Weise, wie dies in der realen und vergangenen Lebenssituation geschehen ist, sondern wohl dosiert und vorbereitet in einem geschützten Raum und Rahmen, in einem sicheren Abstand und ausgestattet mit Ressourcen, die uns in früherer Zeit nicht zur Verfügung gestanden haben und begleitet von Helfern und Beschützern, die damals aus welchen Gründen auch immer nicht da waren. In der Meditation ist genau dies manchmal möglich. (Im Einzelfall je nach Notwendigkeit selbstverständlich eingebettet in ein multimodales therapeutisches Gesamtkonzept.) Dieses Einlassen und Eintauchen in einen Bereich, der lange Zeit verschlossen war, diesen heiligen Raum in unserem Innersten, in unserem Herzen, der unversehrt geblieben ist trotz vieler Verwundungen und Narben und der lange Zeit sehnsüchtig nur darauf gewartet hat, von uns wieder erkannt und gesehen, gefühlt und gespürt zu werden. Dazu bedarf es des Vertrauens in die eigene innere Weisheit, des Muts des Furchtlosen und des Willens des Entschlossenen. Wenn wir uns nicht entmutigen lassen und nicht zu früh aufgeben, dann wird uns dieser Weg immer näher zu uns selbst führen, uns immer vertrauter mit uns selbst werden lassen und uns immer deutlicher erkennen lassen, dass wir nicht nur Opfer sind, sondern dass wir das Vermögen, die Chance und die Kraft haben, aus diesem alten Kreislauf auszusteigen. Damit können wir unser Leben und unser Verhältnis zu anderen nachhaltig verändern. Achtsamkeit in diesem Zusammenhang meint, dass wir uns leiten lassen von einem inneren Wissen, das noch nicht gewusst ist, noch nicht vorbestimmt und voraussagbar ist, sondern das sich von Moment zu Moment entfalten kann und uns hilft, manchmal in großen, oft aber in sehr kleinen Schritten zu unser wahren Bestimmung zu finden und uns damit unser Potenzial entfalten hilft.

So beginnt alles Mitgefühl immer bei einem liebevollen und zugewandten Umgang mit uns selbst. Denn interessanterweise ist man mit sich selbst oft sehr viel härter und unnachgiebiger als mit anderen. Hier gilt es die Qualität des sogenannten Selbstmitgefühls zu entwickeln, und dies kann dann auch die Quelle für Mitgefühl mit anderen sein[89, 90].

Die Praxis der Meditation ist eine hervorragende Möglichkeit, diesen Kontakt zu uns selbst (wieder) herzustellen, der anfangs vielleicht nur flüchtig, begrenzt und kaum wahrnehmbar ist. Mit beharrlicher Übung aber wird aus dem kleinen Rinnsal bisweilen mit der Zeit ein mächtiger Strom.

Selbstmitgefühl ist eine Voraussetzung für Mitgefühl mit anderen Menschen. Dieser Ausdruck ist nicht sehr gebräuchlich in unserer Gesellschaft. Überwiegend ist von Selbstwert die Rede. Und gemeint ist damit eine Eigenschaft, die wir uns zuschreiben, wenn wir vor allem beruflichen Erfolg haben, wenn wir soziales Ansehen genießen und wenn wir gemocht werden

---

89 Neff, K. (2012). *Selbstmitgefühl – Wie wir uns mit unseren Schwächen versöhnen und uns selbst der beste Freund werden* (1. Auflage). München: Kailash Verlag.

90 Germer, C., Bendner, Christine. (2010). *Der achtsame Weg zur Selbstliebe. Wie man sich von destruktiven Gedanken und Gefühlen befreit.* Freiburg, Br: Arbor-Verlag

von anderen. Demgegenüber meint Selbstmitgefühl eine wohlwollende, fürsorgliche Selbstzuwendung, die geprägt ist durch eine offene Wahrnehmung und Akzeptanz der eigenen Gefühle und Gedanken, ohne sich damit zu identifizieren. Freundlich und verständnisvoll zu sich selbst zu sein – auch in schwierigen Situationen – und die eigene Erfahrung eingebettet in einen größeren Zusammenhang zu erleben, anstatt sich nur zu mögen und zu würdigen während der Hochphasen des eigenen Lebens.

Erste Untersuchungen[91] konnten zeigen, dass eine innere Haltung, die getragen wird von Verständnis, Wohlwollen und Mitgefühl mit sich selbst die Wahrscheinlichkeit von körperlicher und psychischer Gesundheit deutlich erhöht.

Nicht selten ist es so, dass wir zwar unseren Mitmenschen gegenüber verzeihend und nachsichtig sind, uns selbst gegenüber treten wir aber auf wie ein äußerst strenger Richter, der keine Gnade kennt. Wir selbst sind unsere schärfsten Kritiker und halten dies weitgehend für normal.

Eine weitere Herausforderung besteht darin, diese wohlwollende und nicht urteilende Haltung auch gegenüber Menschen zu leben, die wir nicht mögen, die wir als fremd, andersartig oder gar bedrohlich wahrnehmen. Und wenn wir uns noch weiter hinauswagen in das Feld des Mitgefühls, dann können wir erkennen, dass alle Menschen, und nicht nur die, sondern vielmehr alle Wesen auf diesem Planeten das Recht haben, hier zu sein, unversehrt und frei von Leid und Schmerz. Diese Einsicht hätte aber tiefgreifende Konsequenzen für unser praktisches Leben, unseren Alltag und unsere Gewohnheiten.

Das regelmäßige und stille Betrachten unseres Geistes führt uns genau an den Punkt, wo wir erkennen, dass wir nicht besser, aber auch nicht schlechter sind als andere, dass wir uns

91 Neff, K. D., & Germer, C. K. (2013). A Pilot Study and Randomized Controlled Trial of the Mindful Self-Compassion Program. Journal of Clinical Psychology, 69(1), 28-44

nicht krampfhaft ohne Unterlass bemühen müssen, jemand anderes zu werden, als wir sind.

Unser Geist scheint allerdings ein Problem mit dieser Erkenntnis zu haben, denn das Verlangen und die Gier nach mehr in allen Lebensbereichen scheinen ungebrochen zu sein. Unsere Welt steht aus diesem Grund an einem Abgrund. Wirtschaftskrisen, Klimaveränderung, Umweltzerstörung, Ressourcenverbrauch um jeden Preis und nicht zuletzt Kriegsschauplätze auf allen Kontinenten zeugen davon. Und da Einsicht allein offenbar nicht reicht, diesen fatalen Kreislauf zu unterbrechen geschweige denn zu beenden, könnte ein letzter Versuch ein Appell sein, Mitgefühl mit der Zukunft zu entwickeln um damit eines der stärksten Gefühle zu mobilisieren, das die Evolution uns mitgegeben hat, nämlich die Sorge um unsere Kinder.

d. Über Demut und Dankbarkeit

Demut ist nicht sehr populär. Erinnert sie uns doch irgendwie an Schwäche, an zu wenig Durchsetzungsvermögen und an Weicheier. Demut ist nur schwer erträglich angesichts der ständigen, wenn auch nur virtuellen Bedrohung, der wir uns alle ständig ausgesetzt sehen, angesichts des gnadenlosen Wettbewerbs, der inzwischen auch zum Dogma in der Medizin, der Heilkunde, erkoren worden ist. Wer sich verteidigen muss, kann keine Nachsicht üben, muss sich aufblähen, seine Stärke zur Schau stellen und allzeit kampfbereit sein. Da hat Demut keinen Platz. Dies könnte ja dazu führen, verwundbar und zu guter Letzt unterlegen zu sein.

Demut würde bedeuten, sich der Endlichkeit bewusst zu werden, der Begrenztheit und nicht zuletzt der Sterblichkeit, trotz aller grandiosen Errungenschaften in allen Bereichen unseres modernen Lebens. Das ergebnisoffene und urteilsfreie Betrachten unseres Lebens in der Versenkung während der Meditation gibt den Blick frei hinter die Kulissen des vordergründigen Scheins. Es offenbart mit schonungsloser Offenheit die Bedürftigkeit, den Mangel und die Leere, die hinter all der Geschäftigkeit, der scheinbaren Grandiosität und des Ruhmes sich manchmal verbirgt.

Demut darf nicht verwechselt werden mit Kriechertum, mit Kleinmacherei oder Selbstverleugnung. Sie ist vielmehr eine innere und äußere Haltung, die kritisch und zugleich realistisch die eigene Position und den eigenen wahren Wert im großen Ganzen anerkennt. Demut schließt das oben beschriebene Selbstmitgefühl, ja die Selbstliebe mit ein. Aber eben nicht in einem überhöhten und idealisierten Rahmen, sondern eingedenk der realen Möglichkeiten und der tatsächlichen Begrenztheit und Vergänglichkeit.

Aus dieser mittleren Haltung, die weder narzisstisch noch entwertend ist, kann eine weitere Einstellung erwachsen, die wir mit Dankbarkeit umschreiben könnten. Einerseits dankbar, dass wir tatsächlich jemand sind mit Herkunft, eigener Geschichte und Zukunft, wir aber andererseits nicht für alles verantwortlich sind, nicht alles leisten können und nicht allmächtig sein müssen. Dies wäre ein Mittelweg zwischen absoluter Bedeutungslosigkeit auf der einen Seite und verheerender Selbstüberhöhung mit all den bekannten schlimmen Folgen auf der anderen. Dankbarkeit ist ein nicht hoch genug einzuschätzender Faktor für zukünftige Gesundheit. Dankbare Menschen sind auch zufriedenere Menschen. Beides ist wesentlich beteiligt an der Fähigkeit, stressige Zeiten zu überwinden, Krankheiten zu heilen und ein glückliches Leben zu führen. Die Aufmerksamkeit auf das Positive zu richten, auf das noch Funktionierende und die gesunden und heilen Anteile in uns hat unterstützende Auswirkungen. *Die Energie folgt der Aufmerksamkeit.*

Die Energie folgt der Aufmerksamkeit.

8. Aus der Praxis für die Praxis

a. Lächeln als Übung

Wenn wir uns umschauen in den Fußgängerzonen unserer Städte, auf den Rolltreppen oder am Schalter am Bahnhof oder im Flughafen, sehen wir in der Tat oft Menschen mit ernstem Blick, die Mundwinkel meist hängend, die Lippen aufeinandergepresst, den direkten Augen- und Blickkontakt mit anderen krampfhaft meidend. Wieso ist dies so und wieso fällt es uns kaum mehr auf? Leben wir nicht im Schlaraffenland, in einem Land wo Milch und Honig fließen. Wir hätten allen Grund zur Freude. Und doch ist uns anscheinend das Lachen vergangen. Gleichzeitig hat die Wissenschaft bestätigt, was wir im Grunde auch selbst bereits gewusst oder zumindest geahnt haben, dass Humor ausgesprochen gesundheitsfördernde und heilende Auswirkungen hat. In manchen Kliniken werden bereits Clowns beschäftigt, die zusammen mit Ärzten und dem Pflegepersonal die Patienten betreuen. Allein durch das anatomische Bewegen der Gesichtsmuskulatur werden positive Signale in Form von Neurotransmitterausschüttung initiiert, die sich günstig auf unsere Stimmung, auf das Immunsystem und unsere innere Verfassung auswirken. Auch wenn uns gar nicht nach Freude oder Lustig-Sein zumute ist.

Wenn wir abseits des Lärms und der Hektik des Alltags in der Versenkung der Meditation erkennen, dass viele Dinge, die um uns herum geschehen, nicht wirklich mit uns zu tun haben, können wir gelassener werden und über die Stücke auf der Lebensbühne, bei denen wir Mitspieler sind, manchmal vielleicht sogar milde lächeln. Oftmals sind wir nur Statisten in den Dramen und Tragödien unserer Mitmenschen und vermeinen, dass wir eine Hauptrolle spielen würden. Ein Blick hinter die Kulissen vermag diesen Irrtum aufzudecken. Die Dinge sind oft unpersönlicher, als wir denken. Diese Einsicht kann sehr stressmindernd und heilsam sein, denn sie entlässt uns aus dem Zwang, ständig handelnd und aktiv sein zu müssen. In diesem Moment können wir uns zurücklehnen, tief ausatmen und den Dingen ihren Lauf lassen. Es sind einfache Dinge, die wir quasi als Notfallmittel einsetzen können, um den Ruhenerv, den Nervus vagus, zu aktivieren und uns in einen entspannenden und regenerativ wirkenden Modus zu bringen: Tief atmen, die Muskeln loslassen, gähnen und lachen.

Vier Notfallmittel gegen akuten Stress

- tief atmen
- Muskeln loslassen
- gähnen
- lachen

Wenn wir lächeln, haben wir uns in derselben Sekunde entschieden, den Widrigkeiten des Lebens nicht so viel Macht und Kraft zufließen zu lassen. Wir können uns auch anders entscheiden. Wir haben die freie Wahl. Versuchen Sie es selbst bei nächster Gelegenheit. Experimentieren Sie damit und entscheiden Sie dann selbst, was Ihnen besser bekommt.

Versuchen Sie mal, gleichzeitig an etwas Negatives zu denken und zu lächeln – es wird Ihnen nicht gelingen. So einfach kann es manchmal sein.

RAIN-Übung

R: Recogniton → anerkennen
A: Accecptance → annehmen
I: Investigation → erforschen
N: Not me → Nicht-Identifikation

Wenn wir an Regen denken, könnten manche Menschen eher schlechte Laune bekommen. In unserem Kontext ist *RAIN* allerdings eher dazu da, uns gelassener und damit vielleicht auch heiterer zu stimmen. Gleichgültig, in welch schwieriger Situation Sie sich befinden, immer wenn Sie die »RAIN-Übung« praktizieren, werden Sie zugleich wohlwollender und oft auch erfolgreicher sein. Im ersten Moment anzuerkennen, was ist, um dann für einen Moment dies auch anzunehmen, kann sehr stressmindernd wirken. Eine neue Dimension erhält die jeweilige Situation, wenn Sie diese als Übungsfeld nehmen, sich und die anderen zu erforschen und damit neue Einsichten und Erkenntnisse generieren. Und nicht zuletzt kann es manchmal sehr hilfreich sein zu erkennen, dass die Dinge zwar da und so sind, wie sie eben sind. Dies jedoch kein Grund ist, mit ihnen zu verschmelzen oder sich gar in ihnen zu verlieren. Häufig sind die Dinge viel unpersönlicher, als wir vermeinen.

b. Annehmen ist nicht hinnehmen

Meditation will und kann nicht darüber hinwegtäuschen, dass es auch ernste und mitunter lebensbedrohliche Probleme geben kann, die alles, was wir an Sicherheiten und Schutz im Laufe der Zeit aufgebaut haben, zum Einsturz bringen können. Dann ist auf einen Schlag nichts mehr so, wie es war. Thich Nhat Hanh gibt uns in diesem Zusammenhang zu bedenken, dass es nicht sehr klug ist, während Sturmböen das Segeln zu erlernen. Und diese Erkenntnis können wir als Analogie für unsere Meditationspraxis verwenden.

Wenn unsere regelmäßige Meditationspraxis ein gewisses Maß an Übung und Tiefe erreicht hat und der Ernstfall einzutreten droht oder bereits eingetreten ist, dann haben wir ein Werkzeug an der Hand, das uns hilft, den Herausforderungen und Schwierigkeiten einigermaßen gerüstet und nicht gänzlich hilflos entgegenzutreten. In dieser Situation kann es eher förderlich sein, sich nicht noch weiter aufzubäumen und dem Sturm die Stirn zu bieten. Es könnte klüger sein, sich zu verhalten wie ein Bambus im Wind, geschmeidig, anpassungsfähig und deshalb aber auch nicht so verwundbar und verletzlich. Dies ist der tiefere Hintergrund für die Haltung des momentanen Annehmens einer Situation. Es bedeutet nicht, schmerzhafte und unbefriedigende Lebenssituationen, leidvolle Umstände oder gar Krankheiten hinzunehmen. Wir entscheiden selbst, Opfer oder Schöpfer zu sein, zumindest Mitschöpfer. Wenn wir uns für Letzteres entscheiden, dann ist es geradezu unsere Pflicht, uns für unsere eigenen Belange und Angelegenheiten einzusetzen. Sei es die Genesung von einer Erkrankung, der Wechsel aus einem sinnentleerten Job zu einer neuen Aufgabe oder die Beendigung einer unbefriedigenden Beziehung mit einem anderen Menschen. Und auch hier leistet uns unsere Praxis der inneren Einkehr, des Ruhens in der Stille und des reinen Beobachtens unschätzbare Dienste. Wenn wir bereit und in der Lage sind, die Wogen in unserem Geist und in unserer Seele abflauen zu lassen bevor sie großen Schaden angerichtet haben und unsere mentalen und emotionalen Pfeile zurückzuhalten, werden wir freier. Je gelassener, klarer und gereifter wir sind, desto hilfreicher und heilsamer werden unsere jeweiligen Entscheidungen ausfallen. Und manchmal kann es sehr förderlich sein, abzuwarten, nicht vorschnell zu urteilen, voreilige Schlüsse zu ziehen oder spontan zu handeln. Auch Nichthandeln im richtigen Augenblick ist eine hohe Kunst, die erlernt und geübt werden möchte.

c. Hüte dich nicht davor, langsam zu gehen, hüte dich nur davor, stehen zu bleiben

In einer nur noch vom Kommerz und der Rentabilität gesteuerten und vollständig durchökonomisierten Welt scheint kein Platz mehr zu sein für die Langsameren, die mit Skrupel Behafteten, für diejenigen, die weniger gute Startbedingungen hatten, oder vielleicht einfach nur weniger Glück.

Bericht eines ehemaligen Kursteilnehmers:

Höher, schneller, weiter

Mein Leben war geprägt von höher, schneller, weiter. 34 ½ Jahre von einem Abschluss zum nächsten, von einer Auszeichnung zur nächsten, von einem materiellen Glück zum nächsten. Abitur, Studium (3 Jahre Turbo-Berufsakademie), Berufsexamina, vom Angestellten zum Gesellschafter, 2 Fachexamina, und jetzt ...? Ich war unsterblich, ... unsterblich mit Vollgas unterwegs!

Mit Mitte 30 stand ich da und hatte plötzlich keine (beruflichen) Ziele mehr. Über private Ziele hatte ich keine Zeit, mir Gedanken zu machen. Das Leben lief so nebenher. Heirat mit der Jugendliebe ja, Hauskauf ja, ... aber jetzt? Hier und dort ein bisschen mehr oder weniger Verwandtschaft, Familie, Freunde, Ehe, ... so nebenher!

Dann geschah es eines Winterabends auf einer Vollgasautofahrt.

Ein Gefühl stieg in mir auf vom Lendenwirbel her kommend, über den Magen, Bauch, Rücken Richtung Brust, Halsbereich.

Angst, Panik, Herzrasen, Bluthochdruck, Verspannung, Atemnot ... meine neue Herausforderung?

Mein Körper war seit diesem Tag meine neue Herausforderung. Er wollte mir etwas sagen.

Dies nun seit fast 2 ½ Jahren.

Auch diese waren geprägt von Vollgas, jedoch in die andere

Richtung (siehe oben). Vollgasmäßig irrte ich durch die Welt der weißen Kittel, um mir meine richtige Diagnose abzuholen. Irgendeine schöne Vollgaskrankheit (Herz, Psyche, ... Burnout).

Eines Tages entdeckte ich das Thema Achtsamkeit.

Ich begann, Kurse zu besuchen

- *Ein Schnupperkurs*
- *Ein Klosterseminar*
- *Ein achtwöchiger Kurs*
- *Und Bücher diesbezüglich zu kaufen ...*

Es dauerte eine Weile, den Speed aus meinem Leben herauszubekommen bzw. ihn erst wahr zu nehmen. Während dieser Phase werde ich dauernd von meinem Körper wieder ausgebremst. Doch mit der Achtsamkeit im Alltag werde ich auf ihn aufmerksam, höre ihm zu und verstehe (meistens) was er mir sagen will.

Die Bewusstheit bzw. das Bewusstwerden hat Einzug in mein Leben genommen. Neben den formalen Achtsamkeitsübungen ist vielmehr die Achtsamkeit im Alltag wichtig.

Durch das Beobachten und Innehalten werden viele Situationen im Leben erträglicher bzw. leichter.

Jeder Tag beginnt aufs Neue und bringt neue Erfahrungen. Jeder Tag beginnt mit neuem Anfängergeist.

So lebe ich seitdem nach dem Motto »Die Energie folgt der Aufmerksamkeit« und »Du wirst Dich noch oft wundern«.

Es ist ein natürliches Phänomen, dass ein Lebewesen mehr von dem haben will, was ihm ein gutes Gefühl bereitet. Das ist eine der grundlegenden Eigenschaften unseres Geistes. Auf der physiologischen Ebene gibt es dazu ein Feuerwerk an erregenden Neurotransmittern, die in Situationen von Motivation, Lust und Erregung ausgeschüttet werden. Doch was passiert, wenn sich diese Mechanismen verselbstständigen, wenn es nicht mehr darum geht, ein sinnvolles Ziel zu erreichen, das uns ein gesünderes und besseres Leben ermöglichen hilft, das in Einklang steht mit einem größeren Ganzen, in das wir eingebettet sind und dem wir zugehörig sind, auch wenn wir dies oft vergessen in unserem Überschwang? Wenn Handlungen nur noch dazu dienen, den nächsten Kick zu liefern, sich besser zu fühlen als die anderen, sich als etwas Besonderes zu betrachten und damit seinen Selbstwert zu erhöhen, dann ist die Gefahr groß, dass aus prinzipiell konstruktiven Möglichkeiten und Chancen negative und destruktive Prozesse entstehen und sich Lebewesen in die Gefahr bringen, ihre eigenen Lebensgrundlagen zu beschädigen oder gar zu zerstören.

Wie so oft, liegt die Lösung wieder in der Mitte. Wir können Achtsamkeit als mittleren Weg bezeichnen. Weder Aktionismus ohne Bewusstheit noch Bewusstheit ohne Berücksichtigung der äußeren Realität sind wirklich hilfreich. Und diese Erkenntnis können wir ganz praktisch auf unser Leben anwenden. Weder ein Handeln nach rein darwinistischen Gesichtspunkten, das dem Recht des Stärkeren folgt, noch eine totale Abkehr aus der materiellen Welt in die radikale Askese werden die meisten von uns glücklich machen. Schritt für Schritt vorwärts zu gehen, bewusst und seiner Selbst gewahr, ohne grenzenlose Selbstüberschätzung und Egozentrik, aber auch ohne selbstverleugnende und kleinmachende Selbstverurteilungen ist vielleicht der heilsamste Weg für uns als Individuum und gleichzeitig als Teil einer Gemeinschaft.

Auch wenn die Prognosen des *Club of Rome*[92] glücklicherweise (noch) nicht in der Weise, wie damals vorhergesagt, eingetreten sind – die Zeit der Quantität geht irgendwann einmal zu Ende. Auch wenn die Mächtigen, die Entscheidungsträger und wir selbst dies (noch) nicht wahrhaben wollen.

Organisches Wachstum ist lebensspendend. Künstlich be-

---

92 Meadows D. et al., (1972) Die Grenzen des Wachstums. Bericht des Club of Rome zur Lage der Menschheit, Deutsche Verlagsanstalt

schleunigtes Wachstum dagegen ist zumindest auf lange Sicht zerstörerisch. Wenn wir es schaffen, uns nicht mehr blenden zu lassen von den Verlockungen derer, die uns ein Schlaraffenland versprechen unter Umgehung universaler Lebensprinzipien und nur zum Wohle von einigen wenigen und gleichzeitig zum Schaden von vielen, wenn wir endlich erwachen und erkennen, dass alle Lebensvorgänge zyklisch verlaufen, eingebettet sind in Rhythmen von Werden und Vergehen, von Aktivität und Regeneration, dann müssen wir weniger Angst davor haben, etwas zu verpassen, wenn wir nicht immer dabei sind, nicht allzeit bereit oder ständig erreichbar. Und dann müssen wir uns nicht mehr fürchten vor Zeiten des Müßiggangs, der schieren Langeweile, des ausschließlichen Seins. Und dann können wir unseren eigenen Weg gehen, in unserem ganz persönlichen Tempo, in unserem ureigenen Rhythmus. Achtsamkeitsübungen unterstützen uns, diesen ganz individuellen Lebensweg zu finden, ihn als unseren eigenen anzuerkennen und ihn schließlich willkommen zu heißen und zu integrieren in unseren ganz persönlichen Lebensstil. Es gehört freilich Mut dazu, ihn dann auch beherzt zu gehen und sich gleichzeitig von den kollektiven Vorgaben und aus den vorgegebenen Gleisen sozialkonformer Reglements zu befreien. Es geht nicht darum, irgendwo anzukommen. Es geht vielmehr darum, auf dem Weg so viel als möglich eigene Erfahrungen zu sammeln, sie zu verinnerlichen und ihnen die Erlaubnis zu geben, dass sie uns transformieren. Indem wir immer mehr zu demjenigen Wesen werden, das wir schon immer waren. Und zu dem, den wir uns gerne als unseren Partner an unserer Seite wünschen würden.

Erst wenn wir aufhören, uns weiter zu entwickeln, bleiben wir stehen. Stillstand aus dieser Sicht bedeutet in einem tieferen Sinn, dass wir unseren Lebenszweck erfüllt haben oder nicht mehr bereit sind, ihn weiter zu verfolgen. Für unsere Seele bedeutet dieser Zustand aber möglicherweise ein Signal, sich ein neues Ziel vorzunehmen. Das ist gemeint mit dem

Satz, dass wir uns vor dem langsamen Gehen nicht zu fürchten brauchen, jedoch davor, stehen zu bleiben.

d. Achtsamkeit im Innen und Achtsamkeit im Außen

Unser Leben spielt auf mindestens zwei Bühnen gleichzeitig. Da ist einmal die äußere Bühne, unser sogenanntes reales Leben mit all den Facetten wie Privates, Beruf, Familie, soziales Umfeld usw. Und gleichzeitig befinden wir uns auf unserer inneren Bühne, der unserer Phantasie, unserer Vorstellungen, Erwartungen, Wünsche, Befürchtungen, Ängste usw. Und wir pendeln ständig hin und her zwischen diesen unterschiedlichen Ebenen unseres Seins. Meistens gehen wir davon aus, dass die äußere Bühne die des richtigen, des wahren Lebens ist. Spätestens aber im Schlaf, in unseren Träumen wird uns gezeigt, dass die innere Welt genau so real, genauso euphorisierend, erregend oder ängstigend, gruselig ist wie die äußere.

Aus diesen Gründen ist es hilfreich, unser achtsames Gewahrsein gleichzeitig auf die äußere und auf die innere Welt zu lenken.

Es ist zu kurz gegriffen, wenn wir Achtsamkeit ausschließlich auf innere Zustände und Prozesse anwenden. Gleichzeitig wäre es ebenso töricht, Achtsamkeit nur auf äußere Umstände zu beziehen. Wie innen so außen ist zwar eine weise Erkenntnis. Wenn äußere Bedingungen herrschen, die eine innere Klarheit und Einsicht behindern, so ist es nur klug und gerechtfertigt, die Dinge in dem Maße zu verändern, dass sich beide Seiten ergänzen und fördern, anstatt sich zu blockieren. Wenn im Außen krankmachende Faktoren wirksam sind, dann können durch Achtsamkeitsübungen zwar trotz allem Selbstheilungskräfte aktiviert werden, aber es ist allemal wirkungsvoller, die belastenden Umstände in der Außenwelt zu verringern. Und natürlich schaffen wir auch für Veränderungen im Außen viel günstigere Ausgangsbedingungen, wenn wir unseren Geist klären und befrieden, bevor wir unsere Aktivitäten nach außen richten. Es handelt sich auch hierbei wieder um ein koabhängiges und vernetztes System, das sich gegenseitig organisiert und reguliert.

Wir haben bereits an früherer Stelle erfahren, welche Faktoren im Außen und im Innen hilfreich sind, uns unterstützen und helfen, gesünder und heiler zu werden. Hier nochmals die stichwortartige Zusammenfassung.

Achtsamkeit im Außen
Bewegung
Ernährung
Entspannung
Umwelt (Schadstoffe)

Achtsamkeit im Innen
Freude (Mitfreude)
Gelassenheit
Mitgefühl (Liebe)
Dankbarkeit und Demut

e. Wohin die Reise geht

Wir haben zahlreiche Faktoren ausfindig gemacht, die unser biologisches System in ein Ungleichgewicht bringen, so dass Energie und Information nicht mehr ungehindert fließen können. Als gemeinsamen Nenner konnten wir nicht regulierbaren Stress identifizieren, der unser Nervensystem entweder in einen übererregten Zustand oder aber in einen Zustand des Abgeschaltet-Seins, des Nicht-mehr-reagieren-Könnens versetzt. Im ersten

Fall verbrauchen wir zu viel Energie und Ressourcen und sind in einer Art Daueranspannung, im letzteren ist unser System nicht mehr in der Lage, adäquat auf Anforderungen von außen oder innen zu reagieren und verharrt in einer Art Erstarrung. Dies kann sich beispielsweise in Störungen der Immunabwehr äußern, mit weitreichenden Folgen bis zur Krebserkrankung, der hormonellen Dysbalance, Störungen des Magen-Darmtrakts bis hin zu Erkrankungen des Herz-Kreislaufsystems und anderen mehr auf der körperlichen Ebene. Im Bereich unserer Psyche sprechen wir dann von Persönlichkeitsauffälligkeiten, Angst- und Panikstörungen, Depression und Burnout bis hin zu Schizophrenie und Psychosen.

Traumatische Erlebnisse sowohl körperlicher als auch psychischer Art können nicht mehr rückgängig gemacht werden. Heute wissen wir aber, dass durch geeignete Methoden und Maßnahmen die Auswirkungen dieser destruktiven Erfahrungen verändert und gemildert werden können. Und hier sind achtsamkeitsbasierte Verfahren wie die Achtsamkeitsmeditation von hohem Wert. Sie vermögen, den Panzer zu lockern, der sich um unseren Körper und um unsere Seele gebildet hat, um Schutz vor weiteren Verletzungen zu bieten. Sie helfen, wieder Zugang zu tief eingeprägten Gefühlen der Scham, der Schuld und der Minderwertigkeit zu schaffen. Dies sind Voraussetzungen, um blockierte oder eingefrorene Energien wieder zum Fließen zu bringen und damit wieder ein Gefühl dafür zu bekommen, dass es zwischen den Polen der Übererregung, des Chaos und der Erstarrung, des quasi Totseins noch andere Zustände gibt, die auszuhalten, lebbar und vielleicht sogar hilfreich und angenehm sind. Und daraus kann sich ein Gefühl neuer, bisher nicht gekannter Stabilität und Sicherheit bilden, zart und fragil zuerst, im Laufe der Zeit aber immer beständiger. Eine weitere Voraussetzung zur Überwindung tiefgreifender äußerer oder innerer Verletzungen und damit Ausgangpunkt von chronischem Stress, der wie wir bereits gesehen haben, auch die Funktion einer Überlebensstrategie übernehmen kann, ist eine Art von Verständnis für sich selbst. Mitgefühl mit der eigenen Geschichte, dem eigenen Schicksal ist eine zutiefst heilsame Emotion.

Wenn wir akzeptieren, was gerade passiert ist, dann beenden wir augenblicklich den Kampf- oder Fluchtmodus, der unseren chronischen Dauerstresszustand ja aktiv hält. Wenn wir ein wenig gelassener werden, müssen wir nicht mehr unseren konditionierten Automatismen folgen, sondern können mit der Zeit ganz bewusst agieren und müssen nicht ständig reflexartig reagieren. Wenn wir erkennen, dass der Feind nicht mehr in uns selbst wohnt, dann können wir versuchen, uns selbst Wohlwollen entgegen zu bringen, uns nicht zu verlieren oder gar im Stich zu lassen in kritischen Situationen. Wenn wir durch tiefes und beharrliches Hineinschauen in uns selbst nach und nach wahrnehmen und erfahren, dass wir unsere eigenen »inneren Kinder« alle bei und in uns haben, dann entsteht daraus ein Gefühl tiefer und inniger Verbundenheit und mit der Zeit ein Bewusstsein und vielleicht auch eine wachsende Bereitschaft für die eigene Verantwortung für diese inneren Anteile. Dazu ist es allerdings notwendig, dass wir die Fähigkeit und Kraft entwickeln, uns nicht nur als Opfer eines ungnädigen oder ungerechten Lebens zu betrachten, sondern dass wir in kleinen Schritten die Fähigkeit entwickeln, uns als Mitgestalter unseres eigenen Schicksals wahrzunehmen.

Insofern ist die Praxis der Achtsamkeit in einem doppelten Sinne heilsam. Für uns selbst liefert sie das Fundament und das Werkzeug in der oben beschriebenen Weise, um zu unseren Wurzeln zu gelangen, dort den Dünger für ein gedeihliches und unterstützendes Wachstum auszubringen und diesen Boden geduldig zu pflegen, um immer stärkere und widerstandsfähigere Pflanzen zu ernten, die den Herausforderungen und Stürmen des Alltags immer besser gewachsen sind.

Andererseits versetzt uns Achtsamkeit in die Lage, nicht selbst zum Auslöser bzw. zur Ursache für Traumatisierungen anderer zu werden. Indem wir selbst achtsam sind im Umgang mit unseren Handlungen und Äußerungen, laufen wir nicht so sehr Gefahr, durch bewusste oder auch unbewusste Handlungen andere in ihrer Integrität und in ihrer Souveränität zu verletzen und deren Grenzen zu überschreiten.

Wenn wir also in und durch die Meditation die Bedingungen dafür schaffen, verständnisvoller mit uns und anderen umzugehen, legen wir gleichzeitig über die bereits beschriebenen Mechanismen den Grundstock dafür, dass sich unser Geist verändert und damit auch unser Gehirn. In dem Moment haben wir aber eine materielle Grundlage für ein verändertes Denken, Fühlen und Handeln geschaffen. Eines, das geprägt ist von Akzeptanz, manchmal sogar von Verständnis. Daraus kann Mitgefühl, dieses heilende Elixier[93], und im besten Fall Liebe erwachsen, eine Liebe zum Leben schlechthin. Gepaart mit Ehrfurcht, Demut und nicht zuletzt Dankbarkeit erschließt sich dann vielleicht eine unmittelbare und tiefe Einsicht in den Sinn unseres Lebens und den Sinn allen Lebens. Alle Wesen haben das tiefe Bedürfnis, frei von Leid zu leben und sich entwickeln zu können.

Wir konnten auf unserer gemeinsamen Reise immer wieder erkennen, dass es vor allem darum geht, ein Bewusstsein zu entwickeln, die Wahrnehmung zu schärfen und präsent zu werden für den Augenblick. Nur diesen können wir beeinflussen, formen und mitkreieren. Alles andere entzieht sich weitgehend unserer Macht und unseres Einflusses.

Manchmal genügen kleine Weichenstellungen und Impulse, damit wir wieder ins Lot kommen und unsere Balance wieder-

---

93 Banzhaf H. (2010) Achtsamkeit und Mitgefühl in der Therapie, Deutsche Heilpraktiker Zeitschrift, 2010; 1:64-67

finden. Manchmal sind stärkere Mittel notwendig. Wir haben die Wahl, unsere Aufmerksamkeit auf etwas zu richten, was für unser Wohlergehen tatsächlich hilfreich und förderlich ist oder auf etwas, das uns weiter aus dem Gleichgewicht bringt und uns krank macht. Es ist unsere eigene Entscheidung. Und nur wir können sie treffen. Achtsamkeit ist eine Frage unseres sowohl individuellen als auch kollektiven Überlebens. Es ist eine Schlüsselqualifikation für emotionale Intelligenz. Und wir wissen ja bereits, dass die wahren und wirklich wichtigen Entscheidungen nicht auf intellektueller sondern vor allem auf emotionaler Ebene getroffen werden.

Die Methode des Meditierens und insbesondere die Praxis der Achtsamkeit können uns in allen Lebensbereichen dienlich sein. Im schulischen Bereich, in der Ausbildung sowie an unseren Universitäten könnte sie dazu beitragen, weniger den Wettbewerb und die Konkurrenz zu fördern, als vielmehr die Gemeinsamkeiten und das Verbindende in den Vordergrund zu stellen und so zu Ergebnissen führen, die unserer Welt dienen, anstatt sie nur zu benützen, sie nur als Mittel zum Zweck zu betrachten und sie bisweilen auch zu missbrauchen und sie damit letztendlich zu zerstören.

Dasselbe gilt natürlich in noch viel größerem Maße für alle Bereiche der Wirtschaft, der Ökonomie und der Industrie. Auf so wichtigen Gebieten wie der Medizin und der Psychologie könnte Achtsamkeit zu einem völlig neuen Paradigma beitragen.

Dies würde aber bedeuten, dass wir nicht ausschließlich rational und intellektuell urteilen und entscheiden können, sondern dass wir bei allen Überlegungen und vor allen Handlungen unser Herz befragen müssten.

Ein gesundes biologisches System zeichnet sich dadurch aus, dass sowohl Information als auch Energie ungehindert fließen können. Krankheit, wie auch immer bezeichnet, ist das Gegenteil davon.

Wir können Heilung nicht erzwingen. Heilung geschieht.

Wir können uns aber als Gärtner in unserem eigenen Garten betätigen und das Feld vorbereiten, dass die Samen aufgehen, die wir uns wünschen. Heilung ist und bleibt ein Wunder, trotz aller modernen Erkenntnisse und technischen Methoden, ein Mysterium, das uns geschenkt wird. So wie das Leben selbst.

Wir haben bereits erfahren, dass Dankbarkeit überhaupt heilend wirkt. Das erinnert uns daran, dass wir nicht alles kontrollieren und bewusst steuern müssen, es aber auch gar nicht könnten. Und es weist darauf hin, dass wir tatsächlich eingebettet sind in etwas Größeres als wir selbst, etwas, das uns trägt und uns entspannen lässt für kurze Zeit wie beispielsweise ein Kind, dass sich im Schoß der Mutter völlig geborgen und sicher fühlt und selig schlafen kann.

Morgenmeditation – Dankbarkeit

Nachdem Sie am Morgen aufgewacht sind, empfehlen wir Ihnen, anstatt sich sogleich in den Strudel der gewohnten Muster aus Planungen, Absichten, Wünschen, Sorgen und Geschäftigkeit hineinziehen zu lassen, sich ein paar wenige Minuten Zeit zu nehmen, um über Folgendes zu meditieren:

Eine ganze lange Nacht beschützt gewesen zu sein.

Mein Atem hat mich unentwegt mit lebensnotwendigem Sauerstoff versorgt, und meine Lungen haben dafür gesorgt, dass dieser Sauerstoff in mein Blut gelangt ist und verbrauchte Substanzen wieder meinen Körper verlassen konnten.

Mein Herz hat mit höchster Präzision eine ganze lange Nacht geschlagen und dafür gesorgt, dass alle Zellen in meinem Körper genügend Sauerstoff und Nährstoffe erhalten haben.

Meine inneren Organe, allen voran meine Leber und meine Nieren haben dafür gesorgt, dass alle Zellen entgiftet wurden und ich gereinigt einen neuen Tag beginnen kann.

Eine nicht überschaubare Zahl von Helfern war nötig, dass ich diese Nacht wohlbehalten und unbeschadet überstanden habe.
Ich danke allen meinen Zellen, allen Organen und meiner inneren Körperweisheit, dass ich am Leben bin.

Sicherlich sind Meditation und Achtsamkeit keine Allheilmittel. Aber sie sind, um im medizinischen Sprachgebrauch zu bleiben, eine starke Medizin. Es liegt allein an uns, ob wir willens und bereit sind, dieses Heilmittel auch anzuwenden und einzunehmen.

Achtsames Leben nach diesem Verständnis ist nichts Abstraktes, Singuläres oder Theoretisches, sondern es ist tief verwoben mit und eingebettet in unseren Alltag, in all unsere Gedanken und Gefühle, aus denen sich schließlich unsere Handlungen formen und die schlussendlich unser Schicksal prägen.

Nach langjähriger medizinischer und therapeutischer Erfahrung mit zahlreichen Ansätzen, Schulen und Methoden hat sich in unserer Praxis ein Basiskonzept entwickelt, das wir A^4-Konzept nennen. Es besteht aus den Modulen Auffüllen (von Mikronährstoffen – Ernährung), Ausleiten (von Schadstoffen), Aufstellen (d.h. Sichtbarmachen von unbewussten psychischen Kräften) und nicht zuletzt Achtsamkeit, des Fundaments, des Containers und des Rahmens, in den all die anderen Methoden eingebettet sind und aus dem sie schöpfen. Es berücksichtigt damit alle drei Seinsebenen gleichzeitig.

A^4-Konzept
Auffüllen
Ausleiten
Aufstellen
Achtsamkeit

Damit haben wir in der therapeutischen Praxis ein Basismodul, mit dem es häufig gelingt, bestmögliche Bedingungen für eine optimale Selbstregulation und Selbststeuerung des Organismus zu schaffen und damit den Prozess der Gesundung und wenn möglich der Heilung sehr effektiv zu unterstützen. Dieses multimodale Konzept bedarf natürlich im Einzelfall noch der Ergänzung und Erweiterung durch andere bewährte, sowohl konventionelle als auch komplementäre Verfahren und Methoden, auf die hier einzugehen den Rahmen dieses Buch bei weitem sprengen würde.

Damit Energie und Information im Körper wieder ungehindert fließen können, bedarf es eines ganzen Blumenstraußes an Bedingungen und Voraussetzungen. Achtsamkeit scheint so etwas wie eine »Conditio sine qua non«, also eine unerlässliche Bedingung für dieses ungehinderte Fließen zu sein.

Alles-Meditation

Atmen	(**a** – *ein* / **tmen** – *aus*)
Loslassen	(**los** – *ein* / **lassen** – *aus*)
Lächeln	(**lä** – *ein* / **cheln** – *aus*)
Eins	(**eins** – *ein*)
Sein	(**sein** – *aus*)

Atmen Sie auf jedes dieser Worte während der 1. Silbe ein und während der 2. Silbe aus und sprechen Sie in Gedanken dabei die Silben der Begriffe aus. Die kursiv geschriebenen Worte *ein* stehen für Einatmen, *aus* für Ausatmen.

nach H. Banzhaf

Zusammenfassung

—

Neueste Forschungsergebnisse konnten zeigen, dass sich unser Gehirn verändert, wenn wir unseren Geist schulen. Als Geist bezeichnen wir all jene Prozesse in unserem Körper, die den Energie- und Informationsfluss in uns selbst und mit unserer Umwelt, sprich unseren Beziehungen formen. Wenn es uns gelingt, den Energie- und Informationsfluss zu harmonisieren, zu stabilisieren und die unterschiedlichsten Strömungen miteinander zu verbinden, d. h. zu integrieren, dann haben wir die größte Chance, gesund zu bleiben oder wieder gesund zu werden.

Mit der Meditation haben wir eine Methode zur Verfügung, die diese Prozesse der Integration im Sinne einer förderlichen Veränderung unseres Geistes und damit aller Ebenen unseres Lebens unterstützen und fördern kann.

Durch die Schulung der Aufmerksamkeit werden wir gewahr, dass wir in einer nicht kontrollierbaren Welt nicht nur Opfer sind, sondern dass wir sehr wohl die Kraft und die Macht entwickeln können, unseren Beitrag zu einer sowohl individuellen als auch kollektiven humaneren, mitfühlenderen und damit gesünderen Welt zu leisten.

Je mehr wir unsere Aufmerksamkeit auf das Unterstützende, das Förderliche und das Heilsame fokussieren, desto mehr erwachen wir und werden gleichzeitig zum Schöpfer unserer Welt. Wenn wir uns bewusst für einen gesunden Lebensstil entscheiden, fällt es uns leichter zu meditieren. Und wenn wir meditieren, werden wir uns nach und nach in einen gesünderen Lebensstil hinein entwickeln.

Wenn wir wirklich erkennen, was uns tatsächlich gut tut, welche Lebensmittel uns nähren, welche Art der Bewegung unseren Körper stark und geschmeidig hält, welche Kommunikationsmittel uns unterstützen und förderlich für uns sind, welche emotionalen und mentalen Zustände uns ausgeglichener und gelassener, mitfühlender und liebevoller werden lassen, desto mehr nähern wir uns und nähren in uns einen achtsamen Lebensstil.

Aufgrund langjähriger Erfahrung können wir zu Recht sagen, dass es einen deutlichen Zusammenhang gibt zwischen Lebensstil, Gesundheit und Meditation. Wir haben erfahren, dass wissenschaftliche Studien zeigen konnten, dass sowohl körperliche Bewegung und gesundes Essen als auch Meditation[94] unsere Telomere positiv beeinflussen können und somit einen wesentlichen Beitrag zu Gesundheit und längerem Leben leisten können.

Eine achtsame innere und äußere Haltung wiederum ist das Fundament für einen sich selbst organisierenden und regulierenden Prozess, den wir Heilung nennen und für den wir uns öffnen können.

Damit schließt sich hier auch der Kreis und gleichzeitig beenden wir vorläufig unseren gemeinsamen Weg auf unserer Reise. Wenn wir meditieren, schulen wir unsere Aufmerksamkeit und schaffen damit die Basis für diese starke Medizin namens Achtsamkeit, die wiederum eines Prozesses des Übens und Trainierens bedarf und zu einer lebenslangen aber äußerst lohnenden Aufgabe werden kann.

---

94 Carlson L. (2015) Mindfulness-based cancer recovery and supportive-expressive therapy maintain telomere length relative to controls in distressed breast cancer survivors, Cancer, Volume 121, Issue 3, pages 476–484, February 1, 2015

Epilog

Unser Ziel war es, Ihnen die Zusammenhänge zwischen Gesundheit und Heilung einerseits und Meditation und Achtsamkeit andererseits darzulegen, vor allem aber auch Ihnen aufzuzeigen, dass Achtsamkeit in unseren Lebensstil einfließen muss, um wirklich wirksam zu werden. In diesem Buch sind bewährte und persönlich erprobte Vorschläge und Anleitungen für praktische Übungen enthalten.

Was wir Ihnen allerdings nicht wirklich bieten konnten, ist die ganz reale Erfahrung einer Meditation, einer Achtsamkeitsübung in all ihren Facetten, Nuancen und erlebten Gefühlen. Dies zu erleben können wir Ihnen nur selbst überlassen. Nur Sie selbst können sich erlauben, diese höchst individuellen und heilsamen Erfahrungen zu machen. Und zwar immer wieder, Moment für Moment und Augenblick für Augenblick. Aber genau diese Praxis ist unerlässlich und eminent wichtig – nur sie lässt das ganze Unternehmen lebendig und wirklich hilfreich werden.

Und wer weiß, vielleicht wird aus einer anfänglichen Übungspraxis im Laufe der Zeit eine Geisteshaltung und letztendlich eine Lebenseinstellung. In unserer heutigen Welt ist für das, was die Griechen »Eudaimonia«, ein gelingendes Leben nannten, eine regelmäßige und achtsame Zeit des Rückzugs, der Einkehr und vor allem des Nichttuns notwendiger denn je. Ob wir es nun Meditation nennen oder anders ist nicht entscheidend.

In diesem Sinne wünschen wir Ihnen für diesen äußerst spannenden, hoffentlich heilsamen und lebenslangen Weg zu sich und Ihren Quellen alles erdenklich Gute und viel Glück. Mögen Sie in Schönheit wandeln.

- **Nehmen Sie sich jeden Tag eine feste Zeit für die Verabredung mit sich selbst.**
- **Meditieren Sie jeden Tag für mind. 5 Minuten im Sitzen oder Liegen.**
- **Praktizieren Sie jeden Tag Achtsamkeit in Ihrem normalen Alltag, beim Atmen, beim Zähneputzen und beim Duschen, beim Gehen, beim Essen, beim Reden und bei all Ihren anderen alltäglichen Verrichtungen.**
- **Lächeln Sie, freuen Sie sich und seien Sie dankbar für das, was Ihnen das Leben schenkt.**
- **Lieben Sie um der Liebe willen.**

Anhang

Hinweis: Die Übungen und Meditationsanleitungen in diesem Buch sind auch als Download erhältlich unter www.akademie-achtsamkeit.de

Kontaktadressen:

Akademie für Achtsamkeit | Humboldtstr. 6 | 72406 Bisingen/Hohenzollern | info@akademie-achtsamkeit.de | www.akademie-achtsamkeit.de

Praxis für integrative Medizin | Dres. med. H. Banzhaf & T. Nikolaus Akademische Lehrpraxis der Universität Tübingen | Humboldtstr. 6 | 72406 Bisingen/Hohenzollern | Fon 07476 91234 | info@banzhaf-nikolaus.de | www.banzhaf-nikolaus.de

Prof. Dr. Stefan Schmidt unterrichtet in einem berufsbegleitenden postgradualen **Masterstudiengang zu den Themen Kuturwissenschaft und Komplementäre Medizin** an der Europa-Universität Viadrina Frankfurt (Oder) der sich an Berufstätige im Gesundheitswesen richtet: http://kwkm.eu/info

MBSR-Ausbildungsinstitute:

Akademie Heiligenfeld | Altenbergweg 6 | 97688 Bad Kissingen www.akademie-heiligenfeld.de | info@akademie-heiligenfeld.de

Arbor Seminare gGmbH | Alice-Salomon-Straße 4 | 79111 Freiburg www.arbor-seminare.de

Europäisches Zentrum für Achtsamkeit | Merzhauserstr. 173 | 79100 Freiburg www.ezfa.eu | info@mbsr-freiburg.de

Giessener Forum | Helgenstockstr. 15a | 35394 Giessen-Rödgen www.giessener-forum.de | info@giessener-forum.de

Institut für Achtsamkeit und Stressbewältigung | Kirchstr. 37 | 50181 Bedburg www.institut-fuer-achtsamkeit.de | info@institut-fuer-achtsamkeit.de

MBSR-Verbände:

Deutschland: MBSR-MBCT Verband e.V. | Muthesiusstr. 6 | 12163 Berlin kontakt@mbsr-verband.org | www.mbsr-verband.de

Österreich: MBSR-Verband Austria | Sturzgasse 40/2 | A-1150 Wien www.mbsr-mbct.at | info@mbsr-mbct.at

Schweiz: MBSR-Verband Schweiz | CH-6000 Luzern www.mbsr-verband.ch | info@mbsr-verband.ch

(Alle Angaben ohne Gewähr)

Weiterführende Literatur:

Jon Kabat-Zinn (2013): Gesund durch Meditation. Das große Buch der Selbstheilung mit MBSR. Knaur MensSana Taschenbuch.

Ders.(2008): Zur Besinnung kommen. Die Weisheit der Sinne und der Sinn der Achtsamkeit in einer aus den Fugen geratenen Welt. Arbor Verlag.

Saki Santorelli (2009): Zerbrochen und doch ganz. Die heilende Kraft der Achtsamkeit. Arbor Verlag. Taschenbuch